DK | Penguin Random House

DK LONDRES
Editor de Projetos Daniel Byrne
Editor de Arte Sênior Daksheeta Pattni
Editores Michael Clark, Vicki Murrell, Rachel Warren Chadd
Editor-Chefe Gareth Jones
Editor de Arte Chefe Sênior Lee Griffiths
Editor de Produção Robert Dunn
Produção Nancy-Jane Maun
Chefe de Desenvolvimento de Design de Capa Sophia M.T.T.
Designer de Capa Akiko Kato
Diretora Editorial Associada Liz Wheeler
Diretora de Arte Karen Self
Diretor Editorial Jonathan Metcalf

GLOBOLIVROS
Editora responsável Amanda Orlando
Editor-Assistente Renan Castro
Tradução Maíra Meyer
Preparação Juliana Oliveira
Diagramação Douglas Watanabe
Revisão Maria da Anunciação Rodrigues
Revisão Técnica Grazielle V. B. Huguenin

Publicado originalmente no Reino Unido em 2023 por Dorling Kindersley Limited DK, 20 Vauxhall Bridge Road, Londres, SW1V 2SA

1ª edição, 2025.
Impresso na IPSIS em julho de 2025.

CIP-BRASIL. CATALOGAÇÃO NA PUBLICAÇÃO
SINDICATO NACIONAL DOS EDITORES DE LIVROS, RJ

H922s
Hunter, Fiona
Simples nutrição / Fiona Hunter, Juliette Kellow ; tradução Maíra Meyer. – 1. ed. – Rio de Janeiro : Globo, 2025.
160 p.

Tradução de: Simply nutrition
ISBN 9786559872602

1. Nutrição. 2. Hábitos alimentares - Dietas. 3. Saúde – Aspectos nutricionais. 4. Qualidade de vida. I. Kellow, Juliette. II. Meyer, Maíra. III. Título.

25-98441.0 CDD: 613.2
CDU: 612.39

Carla Rosa Martins Gonçalves – Bibliotecária – CRB-7/4782

CONSULTORA

Juliette Kellow é nutricionista, apaixonada por comida, nutrição e saúde. Membro da Associação Britânica de Dieta, ela trabalhou para o Serviço de Saúde do Reino Unido, para a indústria alimentar e é ex-editora da revista *Top Santé*. Atualmente, Juliette trabalha como consultora de nutrição para muitas marcas de alimentos, órgãos de regulação industrial e comercial, e agências de relações-públicas. Escreve com regularidade para revistas, jornais e na internet, e é coautora de vários livros sobre nutrição.

COLABORADORA

Fiona Hunter é uma nutricionista extremamente respeitada e experiente, conhecida por seu método prático baseado em evidências relacionadas à nutrição. Após trabalhar como nutricionista no Sistema de Saúde do Reino Unido, ela passou a integrar a equipe da revista *Good Housekeeping*. Atualmente, Fiona trabalha como consultora freelancer e escreve para várias publicações, incluindo jornais e revistas britânicos. De acordo com ela, seu objetivo é proporcionar conselhos honestos e sem preconceitos sobre nutrição, elaborados para ajudar as pessoas a fazer escolhas embasadas sobre a comida que consomem.

AVISO

Nem a editora nem a autora se propõem a prestar serviços ou conselhos profissionais ao leitor. As ideias, procedimentos e sugestões presentes neste livro não têm intenção de substituir uma consulta com seu médico. Todas as questões relacionadas à sua saúde requerem supervisão de um especialista. Nem a autora nem a editora se responsabilizam por qualquer perda ou dano supostamente decorrentes de informações ou sugestões contidas neste livro.

SIMPLES

NUTRIÇÃO

GLOBOLIVROS

SUMÁRIO

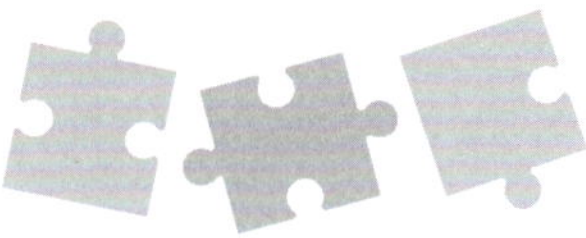

O QUE É COMIDA?

DIGESTÃO E ABSORÇÃO DE ALIMENTOS

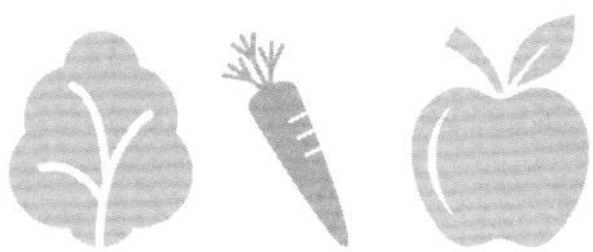

ESCOLHAS ALIMENTARES SAUDÁVEIS

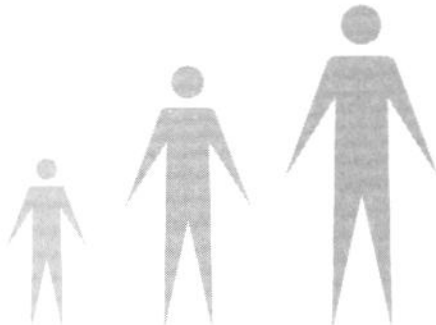

IDADES E **FASES**

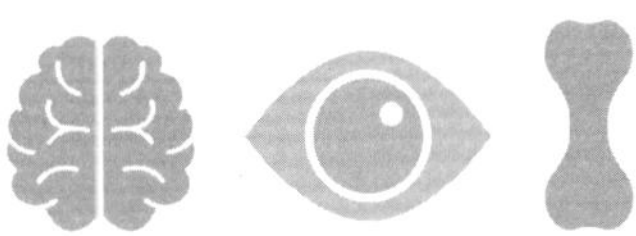

SAÚDE **DA CABEÇA AOS PÉS**

HÁBITOS **ALIMENTARES** E **DIETAS**

DIETA E CONDIÇÕES DE SAÚDE

O QUE É NUTRIÇÃO?

"Se pudéssemos dar a cada indivíduo a quantidade certa de nutrientes e exercícios, teríamos descoberto o caminho mais seguro para a saúde". Essa hipótese, atribuída ao antigo médico grego Hipócrates, é confirmada por pesquisas modernas que também descobriram como a nutrição funciona. Não obstante, apesar de todas as orientações disponíveis hoje — vindas de médicos, especialistas em boa forma, celebridades e comerciantes de comida —, opiniões e táticas de venda podem dificultar separar fatos científicos de ficção científica.

O básico, entretanto, é incontestável. Precisamos de proteínas, gorduras e carboidratos, associados a fibras, em quantidades variáveis para crescimento, desenvolvimento e manutenção do corpo. Vitaminas, minerais e fitonutrientes em plantas também desempenham um papel vital em nos manter saudáveis. Além dos líquidos, também essenciais — sem eles, seres humanos não conseguem sobreviver mais que alguns dias. Nosso milagroso sistema digestório garante que o corpo absorva nutrientes dos alimentos enquanto armazena o restante como resíduos. Enzimas, bile e os trilhões de microrganismos que constituem a microbiota intestinal executam este complexo processo.

Uma dieta equilibrada e variada, com ênfase em alimentos à base de plantas, pode fornecer todos os nutrientes necessários. Nenhum nutriente sozinho é uma panaceia, mas, em questão de minutos, uma boa nutrição pode aumentar a energia e melhorar a concentração. Em questão de dias, pode melhorar problemas digestivos, o humor, e ajudar o sono. Após alguns meses, pode fazer diferença na pele, no peso corporal, na pressão arterial e no colesterol. Em longo prazo, pode ajudar a proteger contra problemas, como doenças cardiovasculares, diabetes mellitus tipo 2, osteoporose e diversos tipos de câncer.

Especialistas avaliam que, no mundo todo, alimentar-se de maneira mais saudável pode prevenir uma em cada cinco mortes, e ajudar a proteger nosso planeta futuro. Trocando em miúdos, o conhecimento nutricional é o primeiro passo no caminho para uma vida mais saudável, mais longa e mais sustentável.

O QUE É COMID

A ?

Precisamos comer para ficar vivos. Combinada a água, a comida é fundamental para a vida. Ela fornece a energia de que nossos órgãos precisam para funcionar com eficácia, adiciona líquidos para nos manter hidratados, e todos os seus componentes — proteínas, gorduras, carboidratos, fibras, vitaminas e minerais — trabalham em conjunto para fornecer apoio à vida. É a interação maravilhosa desses nutrientes que nos mantém sãos e salvos.

O PAPEL DA COMIDA

A comida é essencial à vida. Ela é definida como qualquer sólido ou líquido que supre o corpo com os materiais básicos necessários para produção de energia, crescimento e recuperação. Os componentes da comida com essas funções — conhecidos como nutrientes — são as proteínas, as gorduras, os carboidratos, as vitaminas e os minerais. Plantas comestíveis também fornecem fitonutrientes e fibras dietéticas, que não são classificados como nutrientes essenciais, embora auxiliem a boa saúde. Água é um requisito básico para a vida, e é encontrada em bebidas e alimentos.

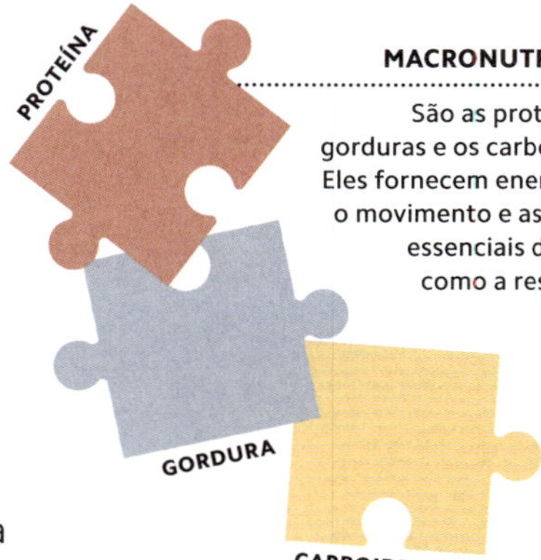

MACRONUTRIENTES

São as proteínas, as gorduras e os carboidratos. Eles fornecem energia para o movimento e as funções essenciais do corpo, como a respiração.

MICRONUTRIENTES

Vitaminas e minerais são necessários em pequenas quantidades, mas ainda assim são essenciais para o corpo se desenvolver e funcionar (ver p. 22).

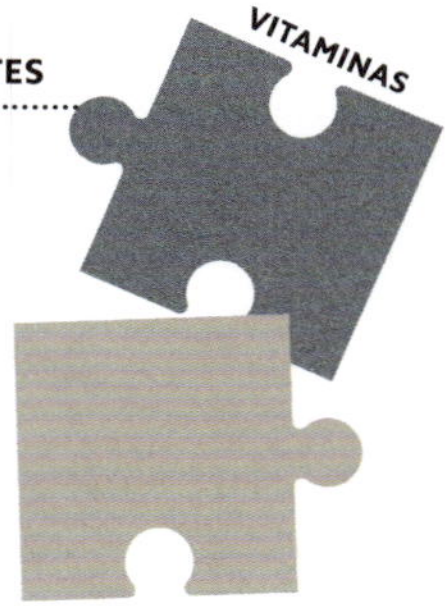

ÁGUA

Cerca de 60% do corpo de um adulto é composto de água. Ela é vital para a maioria das funções corporais (ver p. 42).

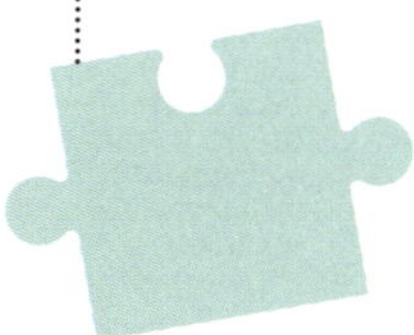

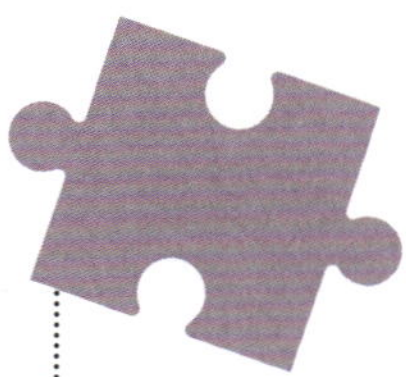

FITONUTRIENTES

Também conhecidos como fitoquímicos, essas substâncias, naturalmente produzidas por plantas, foram associadas a muitos benefícios à saúde (ver pp. 40-41).

FIBRA DIETÉTICA

Um tipo de carboidrato que não é digerido (ver p. 18). É essencial para um intestino saudável (ver p. 106).

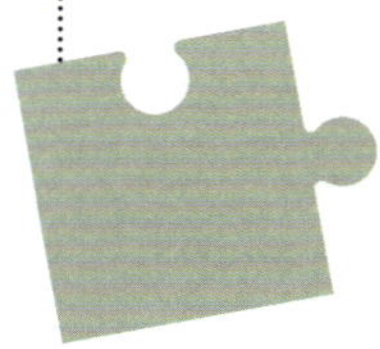

Calculando calorias

O valor energético de um alimento depende do teor de gordura, proteína e carboidrato que carrega. Já que a gordura contém mais que o dobro das calorias da proteína ou do carboidrato por grama, alimentos que contêm mais gordura geralmente têm mais calorias.

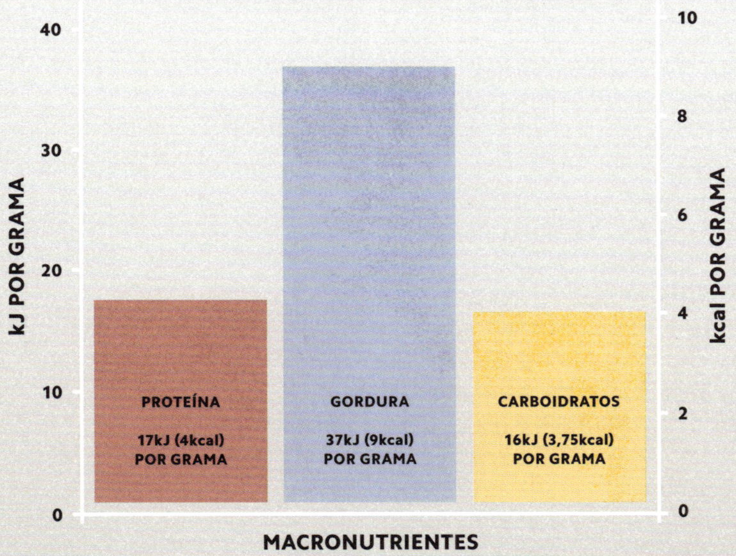

ENERGIA DA COMIDA

A energia dos alimentos é medida em quilojoules (kJ). No entanto, muitos países ainda utilizam quilocalorias (kcal) — uma medida mais antiga e muitas vezes encurtada para "calorias". Os três principais provedores de energia na dieta são as proteínas, as gorduras e os carboidratos. A fermentação de certos tipos de fibras alimentares por bactérias no intestino grosso produz ácidos graxos de cadeia curta (ver p. 52), que o corpo também usa como fonte de energia. Contudo, com 8kJ (2kcal) por grama, a fibra dietética contribui pouco para a ingestão total de energia. O álcool também fornece energia, proporcionando 29kJ (7kcal) por grama.

ENERGIA QUE ENTRA *VS.* ENERGIA QUE SAI

A quantidade de energia (ou calorias) de que uma pessoa precisa depende de muitos fatores (p. ex., idade, gênero, nível de atividade física, além do tamanho e da composição corporal). Atender às demandas energéticas do corpo requer um equilíbrio entre a ingestão e o gasto de energia. Quando isso acontece, o peso corporal se mantém estável. Porém, quando uma dieta fornece mais energia do que o que é gasto (equilíbrio energético positivo), a energia extra é usada para formar tecido adiposo (gordura), levando ao ganho de peso. Quando a ingestão energética é inferior ao gasto (equilíbrio energético negativo), o tecido adiposo armazenado é usado para suprir às demandas por energia, causando perda de peso. Caso os depósitos de gordura se esgotem ou a ingestão calórica seja baixa, por exemplo, na tentativa de perder peso, a proteína dos músculos é quebrada para fornecer energia.

Ingestão energética (calorias que entram)
Proveniente de alimentos e bebidas

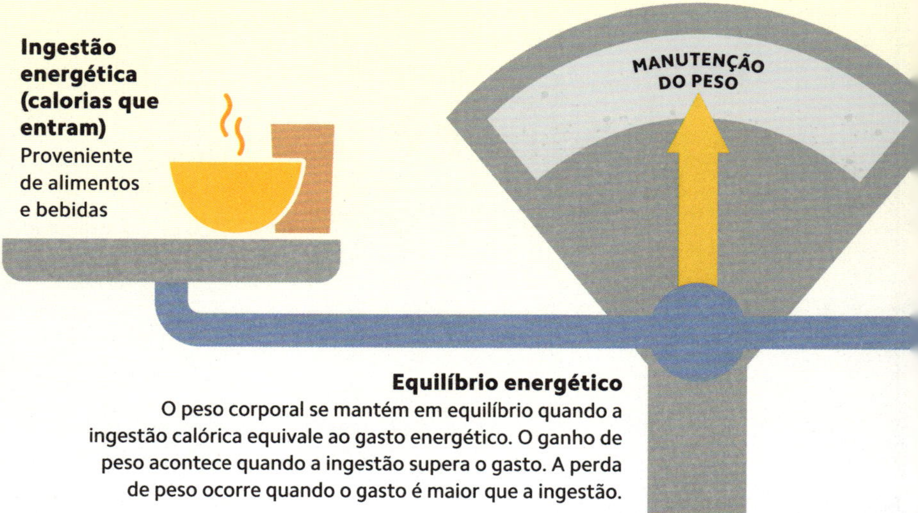

Equilíbrio energético
O peso corporal se mantém em equilíbrio quando a ingestão calórica equivale ao gasto energético. O ganho de peso acontece quando a ingestão supera o gasto. A perda de peso ocorre quando o gasto é maior que a ingestão.

A energia usada para movimento de todos os tipos, incluindo autocuidado e atividades físicas.

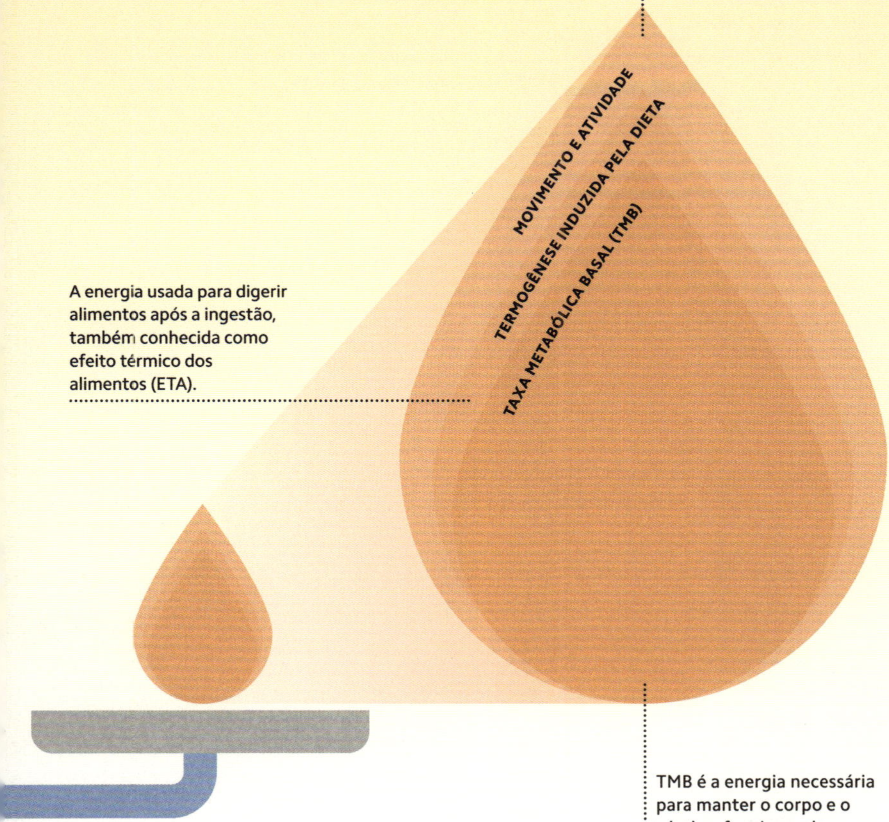

A energia usada para digerir alimentos após a ingestão, também conhecida como efeito térmico dos alimentos (ETA).

Gasto energético (calorias que saem)
Consiste na taxa metabólica basal (TMB) do corpo, na termogênese induzida pela dieta (TID) e todo movimento e atividade.

TMB é a energia necessária para manter o corpo e o cérebro funcionando. Corresponde a cerca de três quartos das necessidades de energia de uma pessoa. A TMB é influenciada pela composição corporal, gênero, genética e idade, entre outros fatores.

Aminoácidos essenciais
A dieta precisa supri-los. Alguns alimentos (p. ex., carne, frango, peixe, ovos, laticínios, soja, quinoa e trigo-sarraceno) contêm todo o conjunto dos nove essenciais. Outros grãos, leguminosas, nozes e sementes contêm alguns aminoácidos, mas não todo o conjunto.

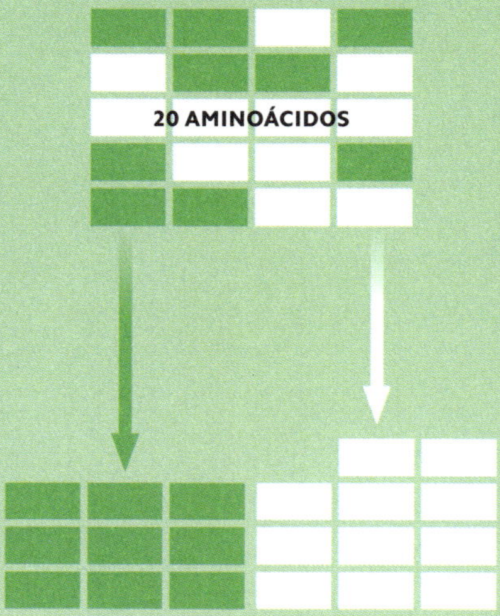

Aminoácidos não essenciais
Eles podem ser sintetizados no corpo, ou seja, não precisam ser extraídos dos alimentos. No entanto, proteínas animais e vegetais são fontes ricas de aminoácidos não essenciais que auxiliam a saúde.

COMPONENTES BÁSICOS

As proteínas são formadas por componentes básicos chamados aminoácidos. Seres humanos precisam de vinte aminoácidos diferentes para funcionar adequadamente. Desses, nove não podem ser produzidos no corpo, por isso, precisam vir dos alimentos; estes aminoácidos são conhecidos como "essenciais" ou "indispensáveis". Os onze restantes podem ser produzidos pelo organismo (ou fornecidos pela comida), portanto, são classificados como aminoácidos "não essenciais" ou "dispensáveis". Contudo, alguns desses aminoácidos se tornam essenciais em certas circunstâncias, como gravidez ou doenças, e na infância, porque o organismo da criança não consegue produzir o bastante para suprir a própria demanda. Estes aminoácidos são chamados de "condicionalmente essenciais".

O PAPEL DA PROTEÍNA

Existem milhares de tipos de proteínas, e cada uma desempenha uma função específica no organismo — determinada pela combinação única e pela sequência de aminoácidos que compõem sua estrutura. As proteínas estão presentes em todas as células do corpo e são essenciais para o crescimento, a reparação e a manutenção dos tecidos corporais. Elas estão em constante substituição, em um processo chamado renovação proteica. Algumas proteínas exercem funções estruturais na pele, nos cabelos, nas unhas, nos músculos e nos ossos. Outras atuam na formação de enzimas, hormônios e anticorpos. As proteínas também podem ser usadas para fornecer energia.

Auxílio imunológico
Anticorpos são proteínas que protegem o corpo de bactérias nocivas e vírus.

Abastecimento de energia
As proteínas fornecem a energia para o corpo quando o suprimento de gordura e carboidratos está baixo.

Desenvolvimento muscular
Proteínas são vitais para construir e manter a massa muscular.

Função hormonal
Muitos hormônios, como a insulina e o hormônio do crescimento humano, são feitos de proteínas.

Atividade enzimática
Enzimas são proteínas que auxiliam milhares de reações químicas, como as envolvidas na digestão.

Transporte de moléculas
Muitas proteínas atuam como transportadoras (p. ex., a hemoglobina é uma proteína que leva oxigênio dos pulmões para as células).

Expressão genética
Os genes provêm instruções para produzir proteínas específicas que constroem o corpo (p. ex., determinam a cor dos olhos e a altura).

Auxílio estrutural
Algumas proteínas conferem força, rigidez ou elasticidade a células e tecidos (p. ex., a queratina nos cabelos e nas unhas, e o colágeno em ossos, tendões e pele).

Todas as correntes de ácidos graxos possuem um grupo de átomos de carbono, oxigênio e hidrogênio em uma extremidade.

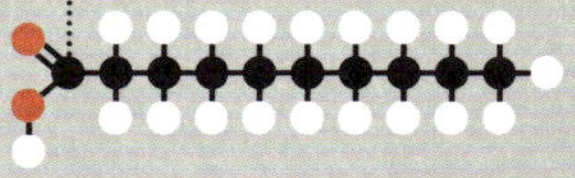

Ácidos graxos saturados
Todos os átomos de carbono são ligados a átomos de hidrogênio por elos únicos. Exemplos incluem o ácido palmítico e o ácido esteárico na manteiga.

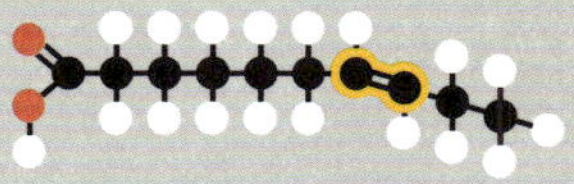

Ácidos graxos trans
Um ou mais elos duplos entre átomos de carbono possuem um átomo de hidrogênio em lados opostos. Esse tipo de ácido graxo é formado sobretudo durante o processamento alimentar.

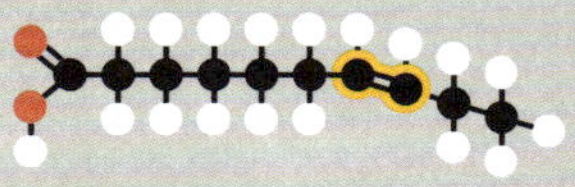

Ácidos graxos monoinsaturados
Um único elo duplo liga dois átomos de carbono, vinculados a dois átomos de hidrogênio adjacentes. O ácido oleico no azeite é um exemplo.

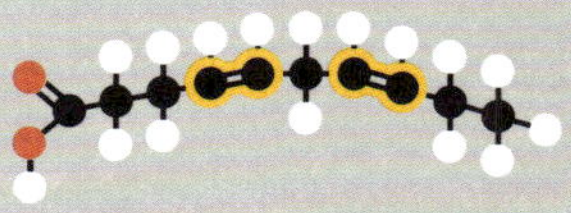

Ácidos graxos poliinsaturados
Estes possuem dois ou mais elos duplos entre átomos de carbono. Exemplos incluem o ácido linoleico, em óleos vegetais, e o ácido alfa--linolênico, em amêndoas.

Oxigênio | Hidrogênio | Carbono | Elo duplo

A ESTRUTURA DA GORDURA

Gorduras são compostos, conhecidos como triglicérides, cada um constituído de três ácidos graxos vinculados a uma unidade de glicerol. Ácidos graxos são categorizados como saturados, monoinsaturados ou poliinsaturados, de acordo com a estrutura de suas moléculas de carbono e hidrogênio (ver acima). Em geral, gorduras sólidas contêm mais ácidos graxos saturados, que podem contribuir para altos níveis de colesterol; a maioria das gorduras líquidas contêm mais ácidos graxos insaturados, essenciais à boa saúde. Ácidos graxos trans são insaturados, mas sua estrutura significa que eles atuam mais como gordura saturada, portanto, capazes de aumentar o colesterol.

O PAPEL DA GORDURA

A gordura provê ao corpo uma fonte concentrada de energia. Quando as demandas energéticas são atendidas, qualquer excesso é armazenado no tecido de gordura (adiposo), que protege e amortece os principais órgãos, isola termicamente o organismo e serve como reserva de energia a ser utilizada em situações de aumento das necessidades metabólicas ou de redução da ingestão alimentar. Ácidos graxos são essenciais para todas as células do corpo, e, embora o cérebro contenha muita água, 60% de seu peso seco corresponde a gordura. As gorduras carregam as vitaminas lipossolúveis — A, D, E e K — , e fornecem os ácidos linoleico e ácido alfa-linolênico, essenciais para o crescimento do corpo, que não consegue produzi-los sozinho.

O CÉREBRO

Um suprimento adequado de ácidos graxos essenciais é crucial para o desenvolvimento saudável do cérebro e necessário durante toda a vida para seu funcionamento ideal.

MEMBRANAS CELULARES

Ácidos graxos são componentes-chave de fosfolipídeos, compostos gordurosos que constituem as membranas celulares e ajudam a armazenar e prover energia às células.

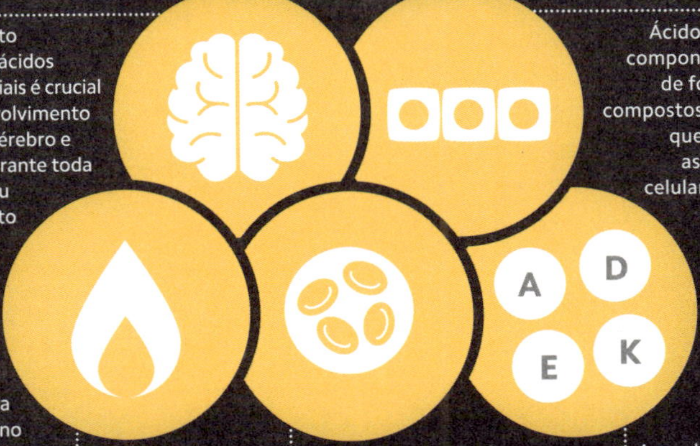

ENERGIA

A gordura armazenada no tecido adiposo pode ser rapidamente mobilizada para prover energia quando necessário, garantindo o funcionamento contínuo do cérebro e outros órgãos.

COAGULAÇÃO SANGUÍNEA

Componentes de gorduras são necessários para produzir substâncias semelhantes a hormônios como as prostaglandinas, que regulam a coagulação do sangue.

VITAMINAS

A gordura da dieta permite ao organismo a absorver e usar vitaminas lipossolúveis. Excessos são armazenados no tecido adiposo e no fígado.

CARBOIDRATOS SIMPLES E COMPLEXOS

Os carboidratos são produzidos em folhas de plantas durante a fotossíntese, geralmente a partir de uma única molécula de glicose (açúcar). Eles são classificados de acordo com o tamanho da cadeia molecular que se forma quando as unidades de glicose se ligam quimicamente. Aqueles com uma ou duas moléculas ou unidades (ver à direita) são descritos como carboidratos simples; aqueles com três ou mais são chamados de carboidratos complexos. Estes últimos podem ser subdivididos em: oligossacarídeos e polissacarídeos. A extensão da cadeia determina a velocidade com que o carboidrato é quebrado e digerido. Fibras alimentares são um tipo de carboidrato complexo que não pode ser quebrado em moléculas de açúcar no intestino delgado e desempenham um papel importante na saúde intestinal (ver p. 60).

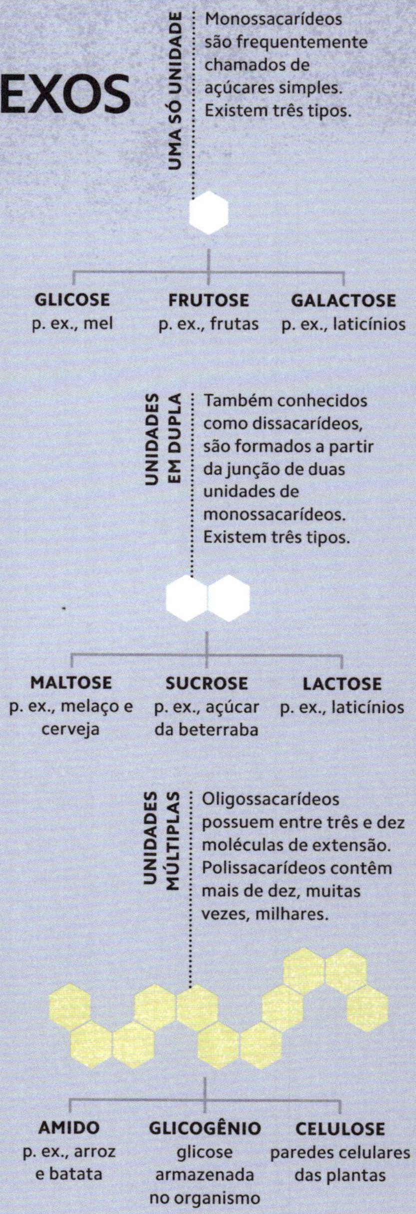

Cadeias de açúcar
Carboidratos simples (indicados em branco) são os componentes básicos de carboidratos maiores e mais complexos (indicados em amarelo)

Energia instantânea
A glicose viaja no sangue até as células. À medida que os níveis de glicose no sangue aumentam, a insulina é liberada, permitindo que a glicose entre nas células e as abasteça. Então, a insulina ajuda a armazenar o excedente de glicose no fígado e nos músculos, ou converte-o em gordura caso esses reservatórios estiverem cheios.

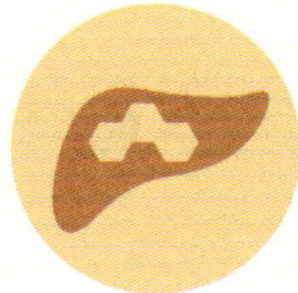

Armazenamento no fígado
No fígado, a glicose é armazenada como glicogênio, que rapidamente é convertido em glicose quando se precisa de energia. Durante um jejum, o glicogênio no fígado dura de doze a dezoito horas, depois o organismo recorre às reservas de gordura e ao armazenamento de proteínas.

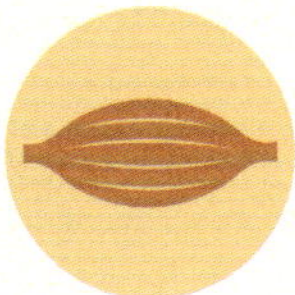

Armazenamento muscular
Músculos também armazenam glicose na forma de glicogênio, que pode ser acessado rapidamente se houver necessidade imediata por glicose — por exemplo, durante atividades físicas.

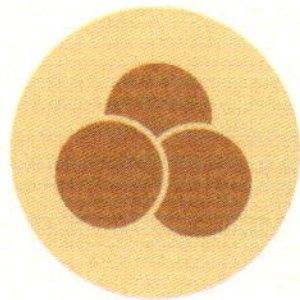

Armazenamento de gordura
Quando as células estão totalmente abastecidas e o suprimento de glicogênio nos músculos e no fígado atinge capacidade máxima, o excesso de glicose é usado para produzir ácidos graxos, que são armazenados como gordura corporal.

O PAPEL DOS CARBOIDRATOS

O principal papel dos carboidratos é fornecer energia ao organismo. Durante a digestão, os carboidratos são quebrados em glicose, que é usada para abastecer células e órgãos. O cérebro demanda mais energia, e exige um abastecimento contínuo de glicose para seus bilhões de células nervosas. O organismo também armazena glicose em pequenas quantidades no fígado e nos músculos, sob a forma de glicogênio (muitas moléculas de glicose conectadas). Qualquer glicose supérflua é convertida em ácidos graxos, que são armazenados no tecido adiposo (gordura corporal). Fibras alimentares não podem ser quebradas em moléculas de glicose, mas ajudam a regular a glicose do organismo, controlando a fome e o açúcar no sangue.

O QUE É FIBRA?

Fibra alimentar é um termo genérico que se refere a um grupo diverso de carboidratos não digeríveis presentes em plantas comestíveis. Todos eles vão para o intestino grosso, onde são quebrados por bactérias intestinais "boas". Os prebióticos são tipos de fibras que estimulam o crescimento dessas bactérias. Até pouco tempo, muitas vezes as fibras eram classificadas como "solúveis" ou "insolúveis", mas atualmente a classificação é baseada em suas propriedades — entre elas, a viscosidade (capacidade de formar um gel no intestino), que influencia na absorção de nutrientes, e a fermentabilidade, que afeta as bactérias intestinais. Para obter os benefícios dos diferentes tipos de fibras, é recomendável consumir uma ampla variedade de plantas. Como a fibra, o amido resistente não é digerido no intestino delgado, e provê alimento para as bactérias no intestino grosso, conferindo muitos benefícios associados à saúde.

FONTES DE FIBRA E AMIDO RESISTENTE

Betaglucanas
aveia e cevada

Celulose e hemicelulose
cereais em grãos, frutas, vegetais e nozes

Gomas e mucilagens
sementes e extrato de algas

Lignana
camadas exteriores de cereais e aipo

Oligossacarídeos e inulina
cebola, alho-poró, aspargos, legumes e chicória

Pectinas
frutas, vegetais, nozes, legumes e batatas

Amido resistente
batatas e massas cozidas e resfriadas, cereais em grãos e leguminosas

Benefícios à saúde
Comer fibras e amidos resistentes de um leque diverso de vegetais proporciona os benefícios de cada tipo de fibra, o que contribui na proteção contra várias doenças.

Diminui o colesterol
Certos tipos de fibras se ligam ao colesterol e inibem sua absorção. Manter os níveis de colesterol dentro de uma faixa saudável pode reduzir o risco de doenças cardiovasculares e AVC.

Promove a saciedade
Uma melhor saciedade ajuda a controlar a fome, o que pode ajudar a prevenir o ganho de peso causador da obesidade e problemas de saúde relacionados.

Melhora o controle da glicose
Fibras reduzem a absorção de glicose, e ingeri-las adequadamente diminui o risco de desenvolvimento da diabetes tipo 2.

Favorece a saúde intestinal
A fermentação bacteriana da fibra resulta na produção de ácidos graxos de cadeia curta, o que pode ajudar a proteger contra câncer do intestino.

Melhora o trânsito intestinal e a qualidade das fezes.
Isso ajuda a prevenir constipação, diverticulite e câncer intestinal

Vitaminas

Há treze vitaminas essenciais, hidrossolúveis ou lipossolúveis, segundo a maneira como são armazenadas no organismo.

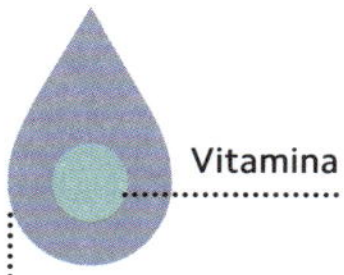

HIDROSSOLÚVEIS

Vitaminas do grupo B e C se dissolvem na água e são prontamente absorvidas nos tecidos, para uso imediato. Qualquer excesso é eliminado rapidamente na urina.

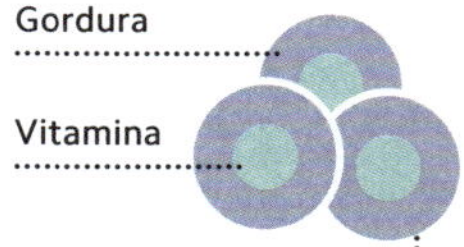

LIPOSSOLÚVEIS

As vitaminas A, D, E e K são absorvidas com mais facilidade na presença de gordura na dieta e armazenadas no organismo no fígado e no tecido adiposo para uso futuro.

VITAMINAS E MINERAIS

Vitaminas e minerais são essenciais para o desenvolvimento e pleno funcionamento do organismo. Em termos coletivos, eles são conhecidos como micronutrientes, pois são necessários em quantidades pequenas, muitas vezes ínfimas. Uma dieta balanceada saudável é essencial para fornecer o leque completo de micronutrientes necessários para garantir que o corpo atenda às suas demandas e para prevenir deficiências (que podem causar sérios problemas de saúde), embora haja momentos na vida em que a suplementação se faça necessária (ver p. 83). O uso de suplementos sempre deve seguir orientações de um profissional de saúde ou as recomendações de dosagem da embalagem.

Minerais

São divididos em dois grupos: minerais principais (ou macrominerais) e oligoelementos, de acordo com a quantidade necessária para auxiliar a saúde.

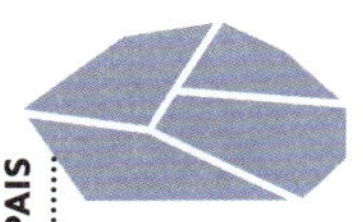

MINERAIS PRINCIPAIS

Necessários em quantidades maiores, entre eles cálcio, fósforo, potássio, sódio, cloro, magnésio e enxofre.

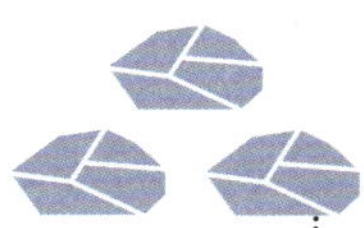

OLIGOELEMENTOS

Necessários em quantidades muito pequenas, entre eles ferro, zinco, cobre, manganês, selênio, iodo, flúor, cromo e molibdênio.

A AUXILIAR DA VISÃO

Há duas formas de vitamina A: retinol, encontrado em alimentos de origem animal, e carotenoides (p. ex., betacaroteno), encontrados em verduras e em frutas e vegetais de coloração laranja, vermelha e amarela. O retinol também é chamado de vitamina A "pré-formada" porque é a forma ativa da vitamina, enquanto os carotenoides (também chamados provitamina A) precisam ser convertidos em retinol antes de serem usados pelo organismo. Esse nutriente é essencial para a boa visão (principalmente em ambientes mal iluminados), além de ser vital para o sistema imunológico, a pele e a manutenção das mucosas (p. ex., a parte interna do nariz, da boca, dos pulmões e do estômago). A deficiência de vitamina A é um grave problema de saúde em países em desenvolvimento, pois pode resultar em aumento da suscetibilidade a infecções, infertilidade, atraso no crescimento, alterações na pele e cegueira noturna. Por outro lado, seu consumo em excesso pode ser perigoso quando se está tentando engravidar e durante a gestação (ver p. 94).

FONTES PRINCIPAIS

- **LATICÍNIOS INTEGRAIS (RETINOL)**
- **OVOS (RETINOL)**
- **FRUTAS E VEGETAIS DE COR LARANJA, VERMELHA E AMARELA (BETACAROTENO)**
- **VERDURAS (BETACAROTENO)**

PRINCIPAIS FUNÇÕES

- **PROTEGE A VISÃO**
- **FORTALECE O SISTEMA IMUNOLÓGICO**
- **PROMOVE UMA PELE SAUDÁVEL**
- **PRESERVA MUCOSAS**

AS MULTITAREFAS

Não existe uma única vitamina B, e sim um conjunto de vitaminas com propriedades similares e funções que constituem o grupo B. As principais funções desse grupo são converter alimentos em energia, auxiliar a saúde dos nervos e cérebro, e produzir glóbulos vermelhos. As vitaminas do complexo B são encontradas em muitos alimentos (ver exemplos na tabela), portanto, uma alimentação diversificada geralmente atende às necessidades. Contudo, a vitamina B12 só é encontrada naturalmente em produtos de origem animal, então para pessoas que seguem dietas veganas a suplementação se faz necessária. Autoridades da saúde em diversos países (como Brasil, EUA, Canadá e Austrália) recomendam que pessoas tentando engravidar e aquelas no primeiro trimestre de gestação façam uso de suplemento de ácido fólico (a versão sintética do folato; vitamina B9) para ajudar a prevenir defeitos no tubo neural, como espinha bífida, em bebês não nascidos.

VITAMINA B1 (TIAMINA)	Carne vermelha, grãos integrais, cereais fortificados, pão, leguminosas, nozes e sementes
VITAMINA B2 (RIBOFLAVINA)	Carne vermelha, aves, peixes gordurosos, ovos, laticínios, cereais fortificados, cogumelos e micoproteínas
VITAMINA B3 (NIACINA)	Carne vermelha, aves, peixes brancos e gordurosos, mariscos, grãos integrais, cereais fortificados, pão, soja, nozes e sementes
VITAMINA B5 (ÁCIDO PANTOTÊNICO)	Carne vermelha, aves, mariscos, ovos, laticínios, cereais fortificados, nozes, sementes e cogumelos
VITAMINA B6 (PIRIDOXINA)	Carne vermelha, aves, peixes brancos e gordurosos, cereais fortificados, soja, nozes e sementes
VITAMINA B7 (BIOTINA)	Peixe branco, ovos, soja, nozes, sementes, cogumelos e micoproteínas
VITAMINA B9 (FOLATO)	Verduras, ovos, cereais fortificados, nozes, sementes e micoproteínas
VITAMINA B12 (COBALAMINA)	Carne vermelha, aves, peixes brancos e gordurosos, mariscos, ovos, laticínios e cereais fortificados

LIBERA ENERGIA DO ALIMENTO	FORTALECE O SISTEMA NERVOSO	FAVORECE A FUNÇÃO COGNITIVA	CONTRIBUI PARA A PRODUÇÃO DE GLÓBULOS VERMELHOS	REFORÇA O SISTEMA IMUNOLÓGICO	REDUZ O CANSAÇO E A FADIGA	MANTÉM PELE E MUCOSAS SAUDÁVEIS
●	●	●				
●	●		●		●	●
●	●	●			●	●
●		●			●	
●	●	●	●	●	●	
●	●	●				●
		●	●	●	●	
●	●	●	●	●	●	

FONTES PRINCIPAIS

FRUTAS CÍTRICAS | PIMENTA | FRUTAS VERMELHAS | VERDURAS

O SUPORTE IMUNOLÓGICO

A vitamina C ajuda o sistema imunológico a combater infecções e é essencial para produção de colágeno — proteína que cura feridas e confere sustentação e força à pele, aos ossos, cartilagens, vasos sanguíneos, dentes e gengivas. A vitamina C auxilia o sistema nervoso, tem sido associada ao bem-estar psicológico e, como antioxidante, ajuda a proteger as células de danos. Além disso, facilita a absorção do tipo de ferro encontrado nos alimentos de origem vegetal, o que a torna um nutriente útil para dietas à base de plantas (ver p. 124). Embora deficiências graves sejam raras, quando ocorrem podem levar a uma doença chamada escorbuto. Grandes doses não tendem a ser nocivas, mas podem elevar o risco de formação de pedras nos rins.

FUNÇÕES PRINCIPAIS

FORTALECE O SISTEMA IMUNOLÓGICO | AUXILIA O SISTEMA NERVOSO | OFERECE PROTEÇÃO ANTIOXIDANTE | FACILITA A ABSORÇÃO DE FERRO

A VITAMINA SOLAR

FONTES PRINCIPAIS

PEIXES GORDUROSOS

OVOS

CEREAIS FORTIFICADOS

COGUMELOS ENRIQUECIDOS COM RAIOS UV

A vitamina D também é conhecida como a vitamina solar porque, embora esteja presente em alguns alimentos, a maior parte dela é obtida quando nossa pele é exposta diretamente à luz solar. A vitamina D ajuda o organismo a absorver o cálcio e o fósforo dos alimentos, que são fundamentais para o desenvolvimento ósseo durante a infância (quando a deficiência pode causar raquitismo) e para a força óssea na idade adulta (quando a deficiência pode causar osteoporose). Também é essencial para controlar inflamações e a função imunológica, e como suporte à função muscular. A deficiência de vitamina D é uma das deficiências nutricionais mais comuns no mundo, e autoridades da saúde com frequência recomendam o uso de suplementos durante meses de inverno. No entanto, vitamina D em excesso pode enfraquecer os ossos e danificar rins e coração.

FUNÇÕES PRINCIPAIS

PRESERVA A SAÚDE DOS OSSOS

MANTÉM A SAÚDE DOS DENTES

FORTALECE O SISTEMA IMUNOLÓGICO

PRESERVA A FUNÇÃO MUSCULAR

A DEFENSORA CELULAR

A vitamina E é encontrada na membrana celular, onde atua como antioxidante, e ajuda a neutralizar moléculas nocivas conhecidas como radicais livres, que podem danificar as células. A vitamina E também contribui para o sistema imunológico, e algumas pesquisas sugerem que a ingestão adequada pode proteger contra doenças cardiovasculares, mal de Alzheimer e degeneração macular relacionada à idade. No entanto, os resultados da vitamina E em forma de suplemento são variados. Uma vez que é uma vitamina lipossolúvel, o organismo pode armazená-la para uso futuro; deficiências, embora incomuns, podem enfraquecer a imunidade. O excesso de vitamina E em forma de suplemento pode ser prejudicial à saúde, por exemplo, o que eleva o risco de sangramentos.

FONTES PRINCIPAIS

- ÓLEO VEGETAL
- SEMENTES
- NOZES
- ABACATE

FUNÇÕES PRINCIPAIS

- MELHORA O POTENCIAL ANTIOXIDANTE
- FORTALECE O SISTEMA IMUNOLÓGICO
- AUXILIA O SISTEMA NERVOSO
- BENEFICIA A VISÃO

O NUTRIENTE DA COAGULAÇÃO

A vitamina K é essencial para a coagulação sanguínea. Como os bebês nascem com deficiência de vitamina K, eles recebem uma injeção desse nutriente logo após o nascimento. A vitamina K contribui para a saúde dos ossos e das articulações, pois auxilia no funcionamento adequado de várias proteínas presentes nos ossos e cartilagens. O nutriente também pode prevenir a calcificação nas artérias, mantendo os vasos sanguíneos saudáveis. A principal forma de vitamina K é a filoquinona, ou vitamina K1, encontrada em verduras e na soja. Já a outra forma, as menaquinonas ou vitamina K2, é produzida por bactérias intestinais e está presente em alimentos fermentados e produtos de origem animal. A metabolização da vitamina K é rápida, portanto, raramente há concentração em níveis nocivos e, por ser uma vitamina lipossolúvel, deficiências são pouco comuns.

FONTES PRINCIPAIS

- VERDURAS (K1)
- SOJA (K1)
- OVOS (K2)
- ALIMENTOS FERMENTADOS (K2)

FUNÇÕES PRINCIPAIS

- POSSIBILITA A COAGULAÇÃO SANGUÍNEA
- PRESERVA A SAÚDE DOS OSSOS
- CONSERVA A SAÚDE DAS ARTICULAÇÕES
- MANTÉM A SAÚDE DOS VASOS SANGUÍNEOS

FONTES PRINCIPAIS

FRUTAS SECAS | ABACATE | BATATAS | BANANAS

FUNÇÕES PRINCIPAIS

REGULA O NÍVEL DOS LÍQUIDOS | REGULA A PRESSÃO ARTERIAL | AUXILIA O SISTEMA NERVOSO CENTRAL | PRESERVA A FUNÇÃO MUSCULAR

O REGULADOR DE LÍQUIDOS

O potássio atua em parceria com o sódio para manter o equilíbrio dos líquidos no organismo. Enquanto o sódio controla o nível dos líquidos fora das células, o potássio ajuda a regulá-los dentro das células. Além disso, o potássio causa o relaxamento das paredes dos vasos sanguíneos, o que o torna essencial no controle da pressão arterial e é o motivo pelo qual alimentos ricos em potássio são pilares da dieta DASH (ver p. 137). O potássio também é necessário para o bom funcionamento dos nervos e para a contração muscular. Às vezes ele é chamado de eletrólito porque, quando dissolvido em água, gera uma pequena carga elétrica que ativa várias funções celulares e nervosas (como a manutenção do equilíbrio dos líquidos e da contração muscular). Se os níveis ficam baixos ou altos demais, fraqueza muscular e arritmias (alterações nos ritmos cardíacos) podem acontecer.

FONTES PRINCIPAIS

LATICÍNIOS

TOFU

LEITES VEGETAIS FORTIFICADOS

PÃO

FUNÇÕES PRINCIPAIS

PRESERVA A SAÚDE DOS OSSOS

MANTÉM A SAÚDE DOS DENTES

AJUDA NA COAGULAÇÃO SANGUÍNEA

PRESERVA A FUNÇÃO MUSCULAR

O CONSTRUTOR DE OSSOS

O cálcio é vital para manter dentes e ossos fortes (é nestes últimos que ficam armazenados 98% do cálcio do organismo). Além disso, também é necessário na coagulação do sangue, na função muscular, no suporte a enzimas digestivas e na transmissão nervosa. Em uma dieta pobre em cálcio, o organismo aumenta os níveis sanguíneos extraindo cálcio dos ossos. A falta de cálcio pode enfraquecer os ossos, causando uma condição chamada osteoporose (ver p. 150). O cálcio presente em laticínios é mais facilmente absorvido pelo organismo do que o encontrado em alimentos vegetais (ver p. 68). Mariscos, nozes, sementes, frutas secas e espinafre são fontes de cálcio, mas também contêm oxalatos e/ou fitatos, que inibem a absorção do cálcio. Entretanto, dietas à base de plantas ainda podem suprir as necessidades de cálcio, especialmente quando incluem alimentos enriquecidos com esse mineral.

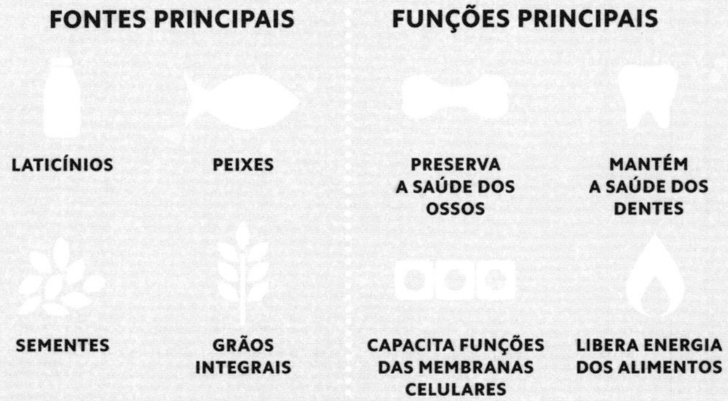
FONTES PRINCIPAIS
FUNÇÕES PRINCIPAIS
LATICÍNIOS
PEIXES
PRESERVA A SAÚDE DOS OSSOS
MANTÉM A SAÚDE DOS DENTES
SEMENTES
GRÃOS INTEGRAIS
CAPACITA FUNÇÕES DAS MEMBRANAS CELULARES
LIBERA ENERGIA DOS ALIMENTOS

O AUXILIADOR ÓSSEO

O fósforo atua em conjunto com o cálcio para manter ossos e dentes fortes. Ele é o segundo mineral mais abundante no organismo, ficando atrás apenas do cálcio, com cerca de 85% armazenados no esqueleto e nos dentes. O fósforo também tem a função de prover energia para reações que ocorrem em cada célula do corpo; a produção, o armazenamento e a transferência de energia dependem de níveis adequados desse mineral. Encontrado em muitos alimentos, pode também estar presente em comida processada, sob forma de fosfatos (adicionados como conservantes, corantes ou emulsificantes). Por isso, a maioria das pessoas o obtêm a partir da alimentação. Como o cálcio, o fósforo é mais facilmente absorvido de alimentos de origem animal do que dos de origem vegetal. Entretanto, nozes, sementes e grãos integrais ainda são boas fontes.

O CARRO-CHEFE

O magnésio desempenha diversas funções no organismo, inclusive manter a saúde dos músculos, o suporte à contração muscular, a transmissão de impulsos nervosos e as batidas firmes do coração. Além disso, contribui para preservar os dentes e ossos. O magnésio também está envolvido em mais de 300 reações enzimáticas, incluindo a produção de proteínas e a regulação da pressão arterial e da glicose no sangue. Baixas ingestões foram associadas a um aumento do risco de diabetes tipo 2, possivelmente devido ao seu papel no controle da glicose do sangue. Contudo, não há evidências suficientes que justifiquem a ingestão de suplementos, a menos que haja deficiência na dieta. Sinais de deficiência incluem câimbras musculares, fraqueza e ritmo cardíaco irregular, mas, como o magnésio é encontrado em diversos tipos de alimentos, isso é incomum.

FONTES PRINCIPAIS

NOZES

SEMENTES

VERDURAS

GRÃOS INTEGRAIS

FUNÇÕES PRINCIPAIS

PRESERVA A SAÚDE DOS OSSOS

MANTÉM OS DENTES SAUDÁVEIS

PRESERVA A FUNÇÃO MUSCULAR

AUXILIA O SISTEMA NERVOSO

FONTES PRINCIPAIS

- CARNE VERMELHA
- OVOS
- CEREAIS FORTIFICADOS
- LEGUMINOSAS

FUNÇÕES PRINCIPAIS

- PRODUZ GLÓBULOS VERMELHOS
- CONSERVA A FUNÇÃO COGNITIVA
- AUXILIA O SISTEMA IMUNOLÓGICO
- LIBERA ENERGIA DOS ALIMENTOS

O TRANSPORTADOR DE OXIGÊNIO

O ferro é essencial para a produção de hemoglobina, proteína presente nas hemácias responsável por transportar oxigênio pelo corpo. Existem dois tipos de ferro. O ferro heme, encontrado na carne e facilmente absorvido pelo organismo, e o ferro não heme, presente em ovos e alimentos vegetais, que, apesar da absorção mais difícil, ainda assim são uma boa fonte. Estudos revelam que dietas à base de vegetais bem planejadas podem suprir adequadamente as necessidades de ferro. Combinar alimentos ricos em ferro não heme com vitamina C auxilia a absorção. Já o chá, o café e o vinho tinto contêm taninos que inibem a absorção do ferro não heme. Assim, consuma-os em momentos separados. Uma dieta pobre em ferro significa redução na produção de hemácias, o que faz com que menos oxigênio chegue aos órgãos e tecidos. Isso se chama anemia por deficiência de ferro (ver p. 152).

O POLIVALENTE

Presente em todas as células do corpo, o zinco é vital para a divisão celular, a função imunológica, a fertilidade, a síntese de DNA e a produção de proteínas. A constante renovação e reparação da pele, dos cabelos e das unhas depende do zinco, principalmente na cicatrização de feridas, e o mineral também é necessário para o funcionamento adequado de olhos, ossos e cérebro. O zinco proveniente de carne, peixes e mariscos é mais facilmente absorvido pelo corpo do que o zinco de alimentos vegetais. Fitatos (um componente natural das plantas, especialmente elevado em grãos integrais, nozes e sementes) se ligam com o zinco e reduzem sua absorção intestinal. A imersão e a germinação de grãos diminuem esses efeitos de ligação, mas pessoas que seguem dietas à base de vegetais também podem se beneficiar de suplementos.

FONTES PRINCIPAIS

- NOZES
- MARISCOS
- CARNES
- GRÃOS INTEGRAIS

FUNÇÕES PRINCIPAIS

- AUXILIA O SISTEMA IMUNOLÓGICO
- AJUDA A FERTILIDADE
- MANTÉM A SAÚDE DA PELE
- BENEFICIA A VISÃO

O COMBATENTE DE RADICAIS LIVRES

O selênio é um oligoelemento encontrado no solo e no mar, portanto, está presente em frutos do mar e na maioria dos alimentos cultivados na terra. Animais que consomem esses alimentos (como carneiros e frangos) também são boas fontes de selênio. No entanto, o teor de selênio nos alimentos depende dos níveis no solo, que variam drasticamente no mundo todo. O nutriente desempenha um papel fundamental na função da tireoide, contribuindo para a regulação do metabolismo, e atua como antioxidante, ao destruir radicais livres que, em excesso, podem danificar as células (inclusive o DNA e suas proteínas) e aumentar o risco de doenças cardiovasculares e câncer. O selênio também é necessário para o sistema imunológico, e auxilia a fertilidade masculina por participar da produção de esperma.

FONTES PRINCIPAIS

- NOZES (ESPECIALMENTE CASTANHA-DO-PARÁ)
- PEIXES
- CARNES
- SEMENTES

FUNÇÕES PRINCIPAIS

- REGULA O METABOLISMO
- MELHORA O POTENCIAL ANTIOXIDANTE
- FORTALECE O SISTEMA IMUNOLÓGICO
- AJUDA A FERTILIDADE

FONTES PRINCIPAIS

- PEIXES
- MARISCOS
- ALGAS
- LATICÍNIOS

FUNÇÕES PRINCIPAIS

- ESTIMULA O CRESCIMENTO
- REGULA O METABOLISMO
- AUXILIA A FUNÇÃO COGNITIVA
- AJUDA O SISTEMA NERVOSO

O REGULADOR DA TIREOIDE

Encontrado principalmente em frutos do mar e produtos de origem animal, o iodo é indispensável para a produção dos hormônios da tireoide, essenciais para o crescimento e o metabolismo. Sua deficiência tem se tornado cada vez mais comum, sobretudo em jovens e gestantes, e isso é preocupante pois mesmo em pequeno grau pode afetar o desenvolvimento do cérebro do feto e sua futura capacidade mental e QI. Como muitos alimentos ricos em iodo são excluídos de dietas vegetarianas e veganas (ver p. 124), é necessário atenção redobrada para prevenir a deficiência. Peixes e laticínios são boas fontes. Embora algas contenham alta concentração de iodo, não devem ser consumidas mais de uma vez por semana, especialmente durante a gestação, já que quantidades excessivas podem alterar a função da tireoide.

OS OUTROS CAMPEÕES

Além de ferro, zinco, selênio e iodo, vários outros oligoelementos são necessários para o organismo permanecer saudável. Alguns deles, como cobre, manganês e molibdênio, são essenciais. Outros, como cromo e flúor, são recomendados por promover benefícios à saúde. Embora faltem evidências suficientes para estabelecer orientações específicas sobre as quantidades ideais de ingestão por idade ou gênero, muitos países definem faixas de ingestão adequada, ou valores considerados seguros. Também são definidos limites máximos, considerando que muitos oligoelementos são tóxicos em quantidades elevadas.

	FONTES PRINCIPAIS				
COBRE	MARISCOS	NOZES	SEMENTES	GRÃOS INTEGRAIS	SOJA
MANGANÊS	GRÃOS INTEGRAIS	NOZES	COGUMELOS- -OSTRA	SEMENTES	MICOPROTEÍNAS
MOLIBDÊNIO	GRÃOS INTEGRAIS	LEGUMINOSAS	NOZES	LATICÍNIOS	CARNES
FLÚOR	ÁGUA DE TORNEIRA COM FLÚOR	CHÁ	CAFÉ	MARISCOS	AVEIA
CROMO	CARNES	GRÃOS INTEGRAIS	LEGUMINOSAS	NOZES	FRUTAS

> A deficiência em oligoelementos é extremamente rara, pois o organismo precisa de uma pequena quantidade de cada um deles para uma boa saúde.

FUNÇÕES PRINCIPAIS	IMPORTANTE SABER
Vital para os sistemas imunológico e nervoso, o cobre libera energia dos alimentos e transporta o ferro pelo organismo. Ele também possui ação antioxidante, e mantém o tecido conjuntivo saudável.	Embora rara, a ingestão de zinco em excesso (p. ex., devido ao uso de suplementos por longos prazos) pode interferir na absorção de cobre e aumentar o risco de deficiência desse mineral.
É importante para a saúde óssea e para a formação do tecido conjuntivo. Ele também ajuda a liberar energia dos alimentos e atua como antioxidante.	Durante o processo de refinação, os germens de grãos ricos em manganês são removidos (ver p. 67). Por isso, alimentos refinados têm, em média, três vezes menos manganês do que alimentos de grãos integrais.
Este oligoelemento é fundamental para as enzimas envolvidas no DNA e no metabolismo proteico. O molibdênio também participa da quebra de substâncias tóxicas e remédios no organismo.	O molibdênio é encontrado em diversos alimentos. A quantidade pode variar de acordo com sua concentração no solo e na água em que o alimento é cultivado.
Contribui para a remineralização dentária, o que fortalece o esmalte e previne a queda dos dentes. O flúor também ajuda a manter os ossos fortes.	O flúor é comumente adicionado a cremes dentais e água potável. Em excesso, pode causar fluorose dentária — na maioria dos casos, pequenas manchas ou linhas que surgem nos dentes das crianças.
Ajuda na metabolização de proteínas, gorduras e carboidratos, e é necessário para a ação da insulina. Isso significa que ele ajuda a equilibrar os níveis de glicose no sangue.	Embora alguns estudos sugiram que o cromo pode ajudar no combate à resistência à insulina e à diabetes mellitus tipo 2, não há evidências suficientes para comprovar essa conexão.

COMENDO O ARCO-ÍRIS

Fitonutrientes (também conhecidos como fitoquímicos) são compostos naturais produzidos pelas plantas. Muitas vezes se concentram nas camadas externas, onde ajudam a proteger contra doenças, pragas e raios UV. Em frutas e vegetais, são frequentemente responsáveis pelos sabores, odores e cores — como o amargor das verduras, o aroma pungente do alho e as cores vibrantes como vermelho, roxo, laranja e verde. Pesquisas revelam que, quando consumidos, os fitonutrientes podem trazer benefícios à saúde humana. Muitos atuam como antioxidantes, ajudando a proteger as células dos danos causados pelos radicais livres (moléculas instáveis que são subproduto do metabolismo). Como a cor das plantas indica os nutrientes contidos nelas, comer cores vibrantes, o arco-íris de vegetais, garante uma boa mistura.

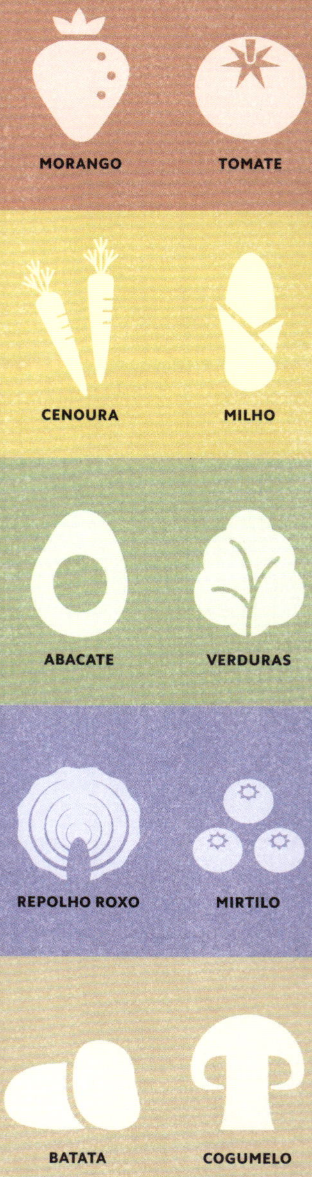

Há milhares de fitonutrientes, e pesquisas científicas estão apenas começando a desvendar todo o seu potencial.

Vermelho

Algumas frutas e vegetais vermelhos contêm licopeno, que oferece proteção contra alguns tipos de câncer e contribui para a redução do colesterol. Também são fonte de antocianinas (ver abaixo) e ácido elágico, que ajudam a combater inflamações e inibem o desenvolvimento de certos tipos de câncer.

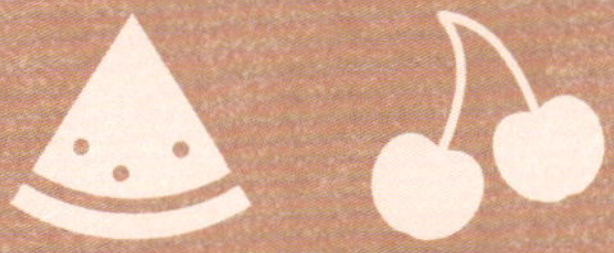

Laranja/amarelo

Este grupo inclui alfa e betacaroteno e beta-criptoxantina, carotenoides que produzem a vitamina A, essencial para pele, visão e sistema imunológico. Também podem contribuir para a saúde do coração e proteger contra certos tipos de câncer.

Verde

Muitas frutas e vegetais verdes contêm luteína e zeaxantina, que ajudam a manter a visão saudável e protegem contra a degeneração macular relacionada à idade; e glucosinolatos, que podem ser eficazes na proteção contra o câncer e também na inibição de seu desenvolvimento.

Roxo/azul

Esta cor representa polifenóis como antocianinas, associadas a boa memória e saúde cardiovascular; e betacianinas, que podem proteger contra bactérias, vírus e alguns tipos de câncer.

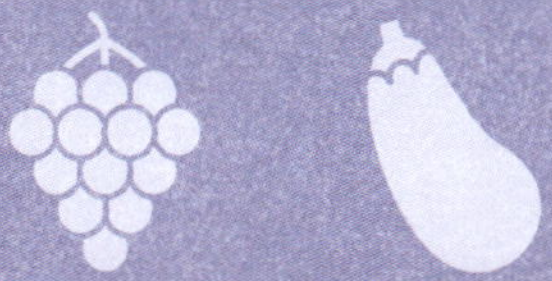

Branco/marrom

Este grupo inclui a quercetina, que favorece a saúde do coração e da circulação, além de ter ação anti-inflamatória; e a alicina, que pode reduzir a pressão arterial e o colesterol, e proteger contra alguns tipos de câncer.

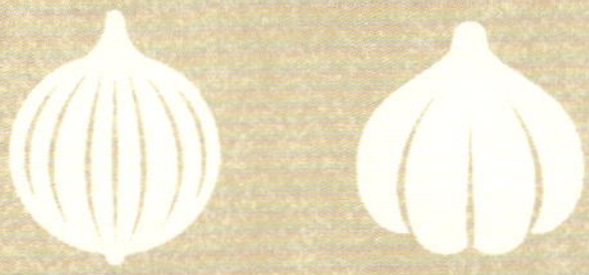

A água é vital para a maioria das funções do organismo. Transporta nutrientes e oxigênio pelo sangue, auxilia na remoção de resíduos e toxinas, lubrifica e amortece articulações, participa da digestão, mantém a pele saudável e regula a temperatura corporal. Cerca de três quartos do cérebro são compostos por água, por isso, até uma leve desidratação pode afetar o desempenho mental e provocar dores de cabeça, confusão e fadiga. A desidratação prolongada pode causar constipação, infecções no trato urinário e cálculos renais. O organismo perde água por meio de urina, suor e respiração. O clima quente, atividades físicas, amamentação, medicamentos diuréticos, febre e calores da menopausa aumentam a necessidade de hidratação. O consumo excessivo de água dilui o sangue e reduz os níveis de sódio, condição conhecida como "hiponatremia", que pode causar câimbras musculares, convulsões e coma.

O LÍQUIDO DA VIDA

MANTENHA A HIDRATAÇÃO

Beber a quantidade ideal de líquidos é essencial para a boa saúde e varia de acordo com a idade, o tamanho, o nível de atividade física e o clima em que a pessoa vive. Com tantos fatores em jogo, beber de seis a oito copos por dia é uma sugestão aproximada. Água é a melhor escolha para hidratação, mas, com exceção do álcool, todos os líquidos (inclusive chá, café, leite e bebidas não alcoólicas) contam para o consumo diário. No entanto, é melhor limitar o consumo de bebidas com alto teor de açúcar. A cor da urina é um indicativo da hidratação do corpo. Cor escura é um sinal de desidratação. Entretanto, urina vermelha ou marrom-escura pode indicar presença de sangue e requer orientação médica.

> **Cerca de um quinto dos líquidos nas dietas provém dos alimentos (um morango, por exemplo, tem 92% de água).**

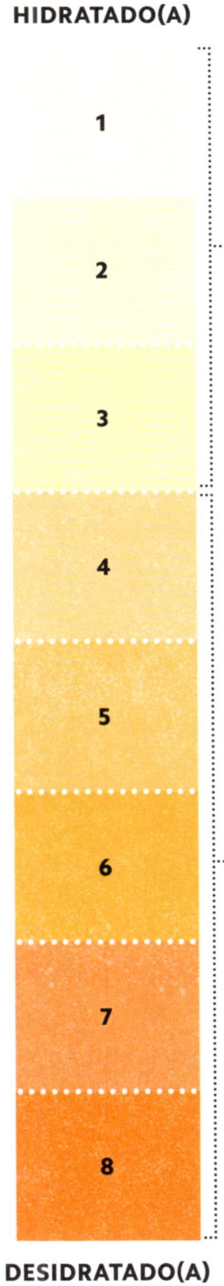

CORES 1 A 3

Urina de cor amarelo-clara e sem odor sugere que a pessoa está hidratada.

CORES 4 A 8

Urina de cor amarelo-brilhante ou escura e/ou com odor desagradável são sinais de desidratação. Outros sintomas incluem boca seca, dor de cabeça, fadiga, sede extrema, confusão, tontura e ausência de lágrimas ao chorar.

DIGEST
E ABSO
DE ALIM

ÃO
RÇÃO
ENTOS

O processo digestivo converte alimentos em energia e nutrientes. Compreender o funcionamento desse sistema e como diferentes órgãos trabalham em conjunto para mantê-lo eficiente nos ajuda a entender a importância de uma boa alimentação. Cada célula no organismo faz uso de nutrientes para desempenhar funções essenciais, como produzir enzimas e hormônios, construir e fortalecer ossos, e formar e reparar tecidos. O microbioma intestinal se tornou uma área promissora de pesquisa, já que hoje acredita-se que a composição de seus trilhões de microrganismos influencia a saúde física e a mental.

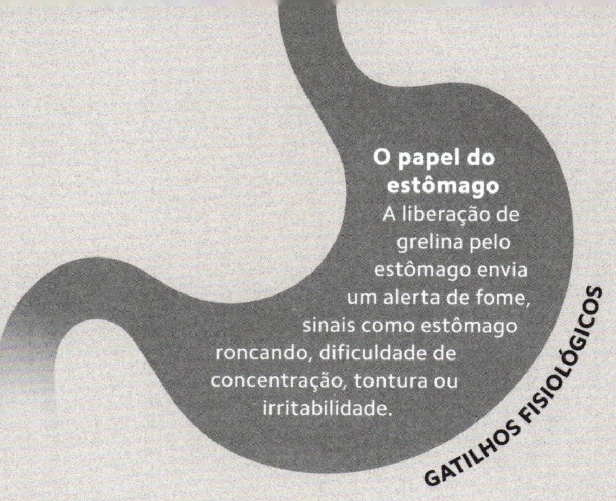

O DESEJO DE COMER

O apetite, o desejo de comer ou beber, pode ser estimulado por fatores fisiológicos ou psicológicos. O organismo precisa de energia e nutrientes para sobreviver, por isso, o cérebro e o estômago são projetados para despertar a fome quando o estômago está vazio. O estômago vazio libera o hormônio grelina, que envia sinais ao cérebro e faz surgir a fome. Quando o estômago está cheio, o organismo libera o hormônio leptina, que desativa a fome. Fatores psicológicos, como o humor (ver p. 118), bem como estímulos externos, também podem gerar o desejo de comer.

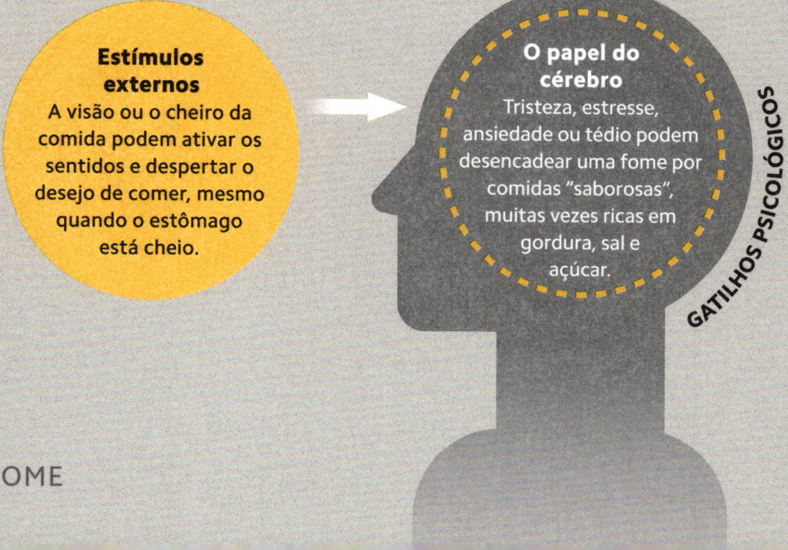

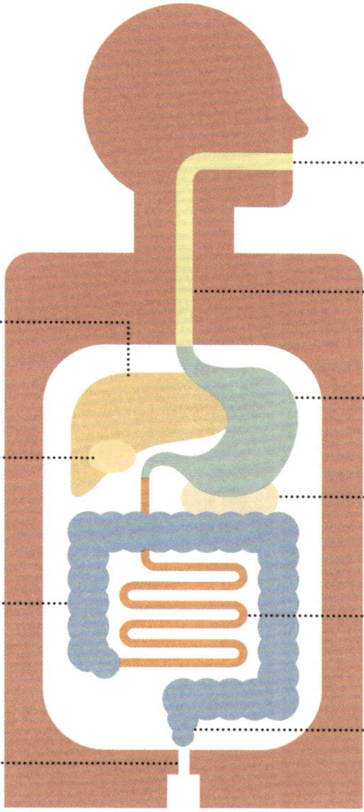

TRANSFORMAR COMIDA EM NUTRIENTES

A digestão — processo de conversão dos alimentos em nutrientes que o corpo pode usar para obter energia, se desenvolver e reparar — acontece no trato gastrointestinal ou canal alimentar, que se estende da boca ao ânus. A jornada começa na boca, onde a comida é quebrada pela mastigação e pela ação química das enzimas presentes na saliva. Ela continua no estômago e no intestino delgado, onde ocorre a maior parte da absorção dos nutrientes para a corrente sanguínea. O que não é digerido segue para o intestino grosso, que absorve água e compacta os resíduos, que são eliminados pelo ânus.

MASTIGAR E ENGOLIR

O processo digestivo começa antes mesmo da comida entrar na boca. Ver, cheirar e antecipar o alimento estimula as glândulas salivares, ricas em enzimas digestivas. Enquanto os dentes mordem e mastigam, a saliva molha a comida e começa a quebrá-la quimicamente. Quando a comida mastigada (bolo alimentar) é engolida, a epiglote, uma membrana de tecido localizada na garganta, se fecha para garantir que o bolo chegue ao esôfago (tubo de alimentação) em vez de ir parar na traqueia. O esôfago empurra o bolo para o estômago.

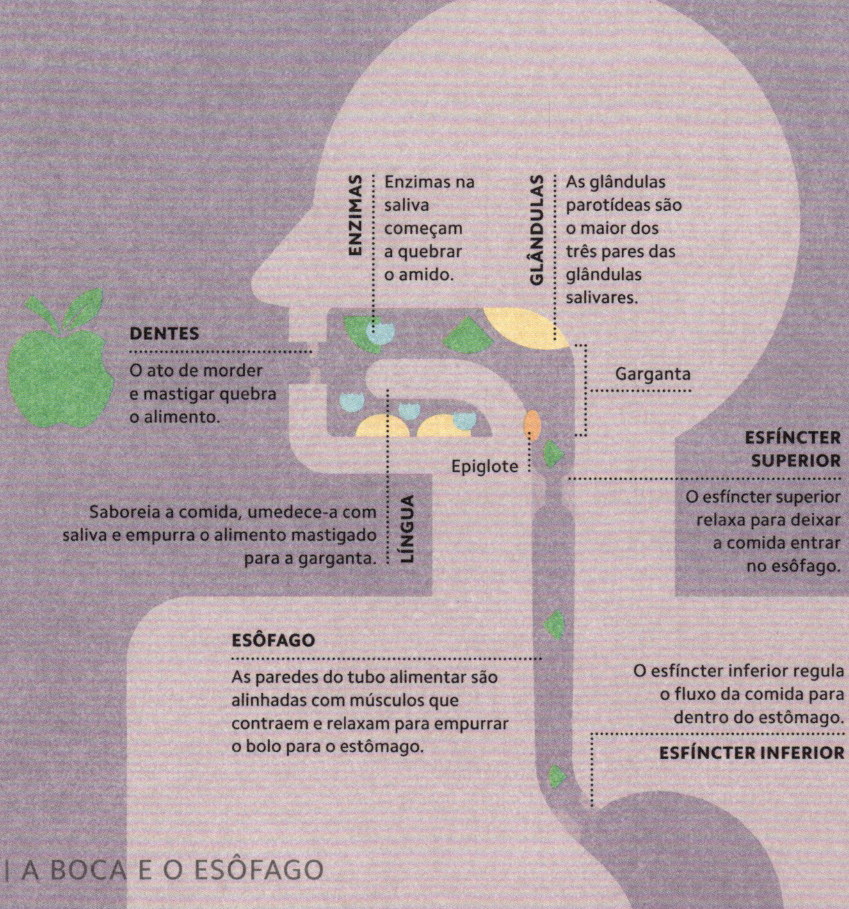

QUEBRAR O ALIMENTO

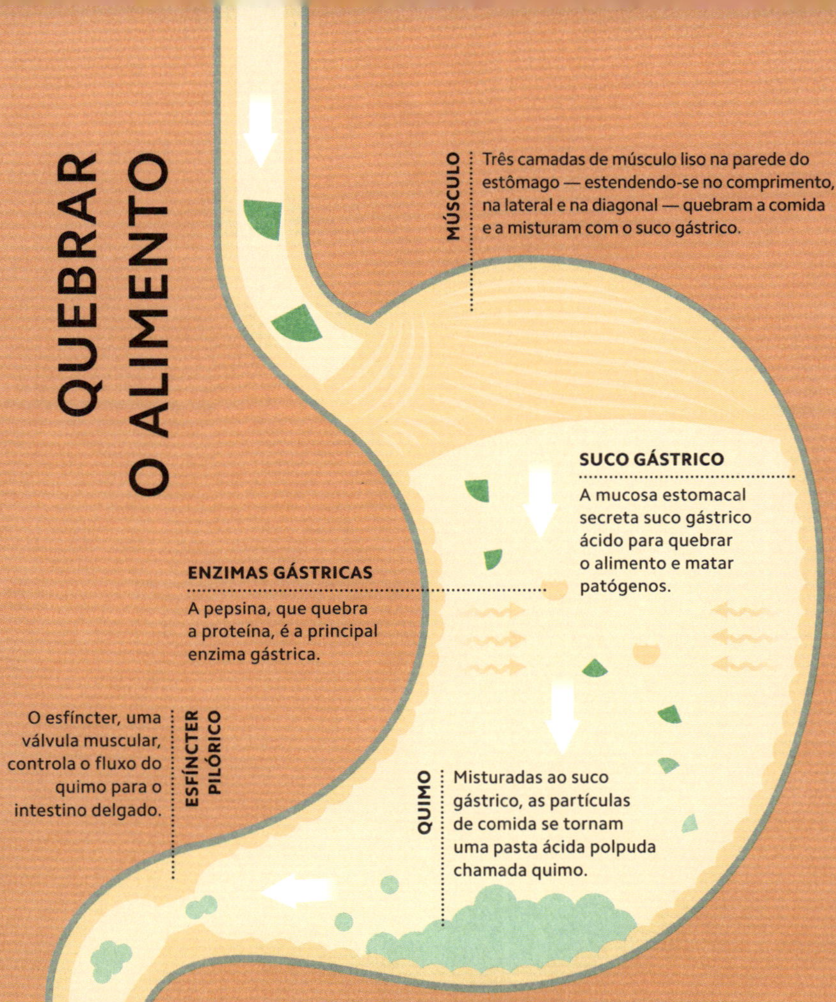

Leva cerca de seis segundos para o alimento chegar ao estômago após sair da boca. Ele permanece no estômago de duas a cinco horas, dependendo de sua composição — alimentos ricos em proteínas e gordurosos levam mais tempo para serem digeridos do que carboidratos simples. Durante esse tempo os músculos do estômago se contraem e relaxam para separar as partículas de comida e misturá-las ao suco gástrico para quebrá-las ainda mais. O alimento deixa o estômago como uma pasta semifluida chamada quimo.

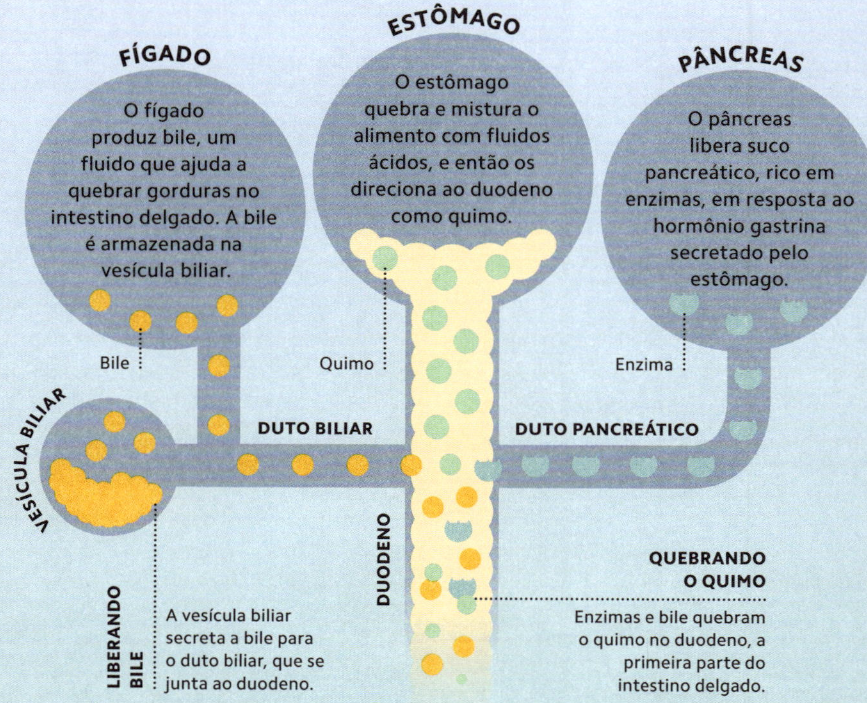
ESTÔMAGO
FÍGADO
PÂNCREAS
O fígado produz bile, um fluido que ajuda a quebrar gorduras no intestino delgado. A bile é armazenada na vesícula biliar.
O estômago quebra e mistura o alimento com fluidos ácidos, e então os direciona ao duodeno como quimo.
O pâncreas libera suco pancreático, rico em enzimas, em resposta ao hormônio gastrina secretado pelo estômago.
Bile
Quimo
Enzima
VESÍCULA BILIAR
DUTO BILIAR
DUTO PANCREÁTICO
DUODENO
QUEBRANDO O QUIMO
Enzimas e bile quebram o quimo no duodeno, a primeira parte do intestino delgado.
LIBERANDO BILE
A vesícula biliar secreta a bile para o duto biliar, que se junta ao duodeno.

AJUDA NA DIGESTÃO

Após deixar o estômago como quimo, a comida passa para a primeira parte do intestino delgado, o duodeno. Ali, a bile da vesícula biliar e o suco pancreático do pâncreas se misturam com o quimo para ajudar a quebrar proteínas, gorduras e carboidratos. A liberação da bile, produzida pelo fígado e armazenada pela vesícula biliar, é estimulada pela colecistocinina (CCK), um hormônio ativado quando alimentos gordurosos entram no duodeno. Já o suco pancreático contém enzimas — lipase para digerir gordura, tripsinogênio para digerir proteínas e peptídeos, e amilase pancreática para digerir amidos, além de bicarbonato para neutralizar o quimo ácido.

ABSORÇÃO DE NUTRIENTES

A digestão e a absorção de nutrientes, majoritariamente, acontecem no intestino delgado, maior órgão do trato digestório. Com aproximadamente sete metros de comprimento, ele é composto por três partes: o duodeno, o jenuno espiralado e o íleo. Durante as cerca de quatro horas em que o alimento permanece no intestino delgado, ele é quebrado pela bile e pelas enzimas, permitindo que os nutrientes sejam liberados para a corrente sanguínea. A parede interna do intestino delgado tem um rico fornecimento de sangue e é revestida por milhares de vilosidades — projeções minúsculas semelhantes a fios de cabelo através das quais nutrientes e água podem ser absorvidos.

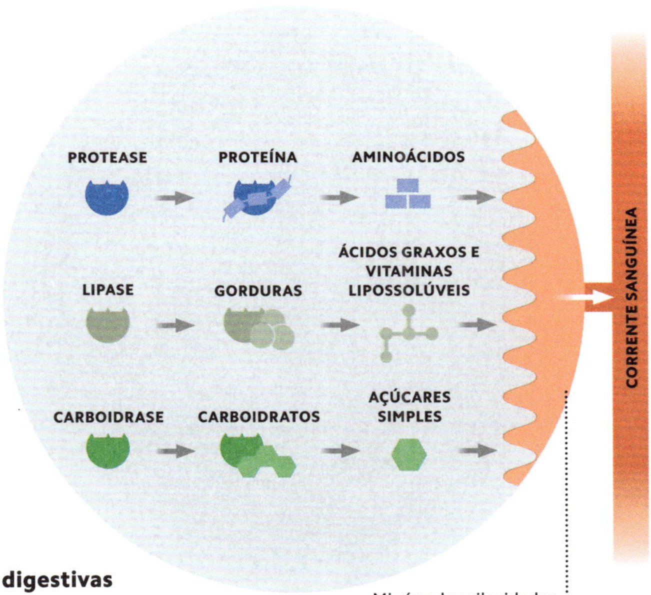

Enzimas digestivas
Os grupos enzimáticos protease, lipase e carboidrase (que inclui maltase e lactase) quebram proteínas, gorduras e carboidratos.

Minúsculas vilosidades que revestem o intestino delgado transportam os nutrientes para o sangue. Cada uma é coberta de microvilosidades que aumentam a área através da qual os nutrientes são absorvidos.

PROCESSANDO RESÍDUOS

O intestino grosso é composto por cólon, reto e ânus. O cólon processa o amido resistente e a fibra alimentar (ver pp. 20-21) que passaram pelo estômago e intestino delgado, transformando os resíduos em fezes. À medida que os músculos lisos se contraem, o cólon absorve água e eletrólitos (minerais que ajudam a regular o equilíbrio de líquidos no organismo) e impulsiona os resíduos. Bactérias intestinais benéficas se alimentam desses resíduos e então os quebram, produzindo gases, vitaminas do complexo B e K e ácidos graxos de cadeia curta (AGCC) que desempenham muitas funções no organismo (ver p. 54).

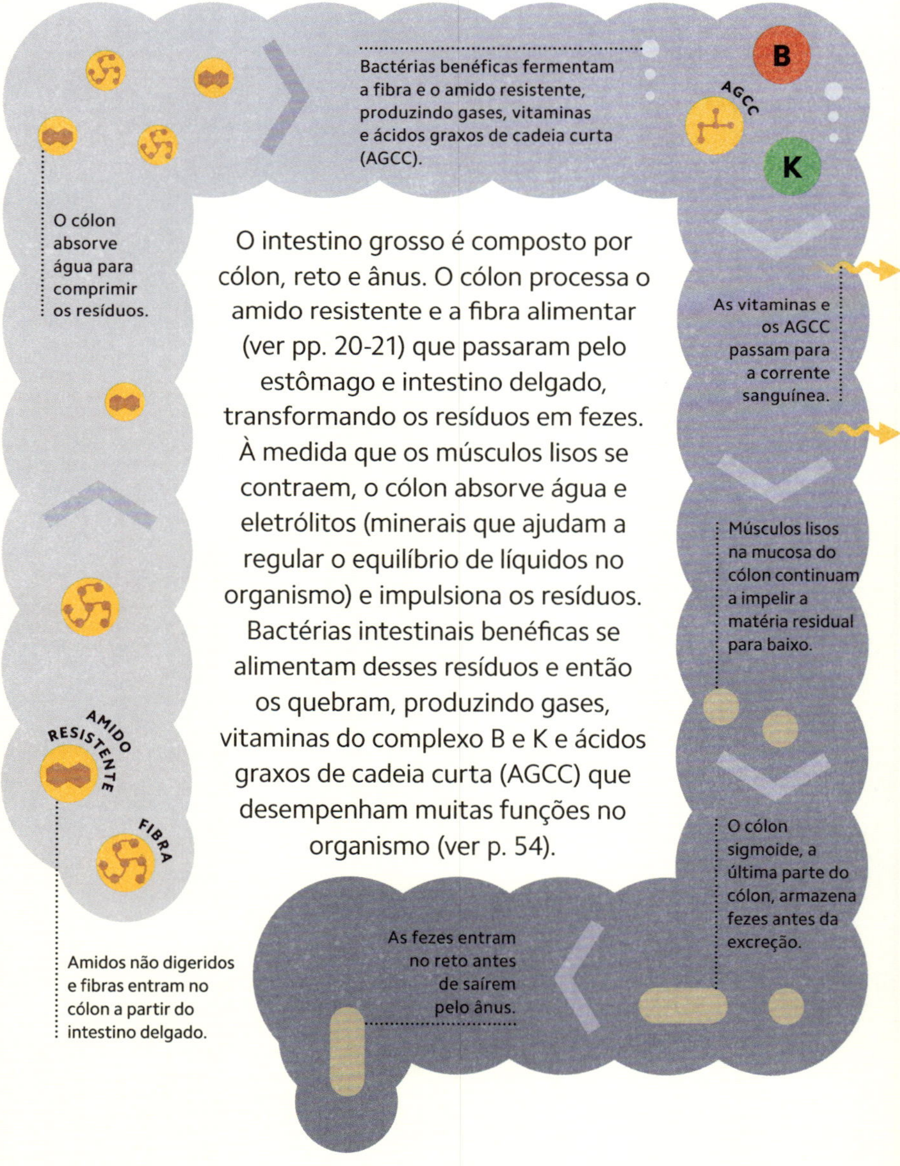

SUPLEMENTOS

Tomar uma dose alta de um único mineral pode reduzir a absorção de outros.

MEDICAMENTOS

Alguns medicamentos podem inibir a absorção de certos nutrientes.

TERAPIAS CONTRA CÂNCER

Tratamentos podem afetar a absorção de nutrientes.

DIETA MUITO POBRE EM GORDURA

Uma dieta pobre em gordura pode impedir a absorção de vitaminas lipossolúveis.

DANO INTESTINAL

Infecções e inflamações intestinais podem causar má absorção.

ÁLCOOL

O consumo de álcool reduz a liberação de enzimas necessárias para absorção dos nutrientes.

COMPONENTES DA DIETA

Alguns compostos químicos presentes nos vegetais reduzem a absorção de certos minerais (ver p. 57).

ENVELHECIMENTO

Com a idade, a digestão fica menos eficiente, portanto, nutrientes são absorvidos com menos facilidade.

BLOQUEADORES DE NUTRIENTES

Durante a digestão no trato gastrointestinal, o alimento é quebrado em nutrientes que são absorvidos pela corrente sanguínea para prover energia e construir células e tecidos saudáveis. No entanto, a qualidade da alimentação, problemas de saúde e tratamentos médicos são fatores que podem reduzir a capacidade do organismo de absorver nutrientes de maneira eficaz (ver acima). A má absorção pode resultar em dores abdominais, inchaço e diarreia, quadro que pode ser causado por uma infecção, como a gastroenterite, ou um problema de longo prazo, como doença celíaca não tratada (ver p. 146). A má absorção crônica pode levar a problemas como perda de peso não intencional, perda de massa muscular, deficiências de minerais e vitaminas, e retardo no crescimento em crianças.

UMA USINA DE MICRORGANISMOS

Cerca de cem trilhões de microrganismos vivendo no intestino humano, a maioria no intestino grosso, constituem o microbioma intestinal. Sua combinação de bactérias, fungos e vírus, que geralmente coexistem sem causar danos, é única para cada indivíduo. O microbioma intestinal mantém o intestino saudável e oferece outros benefícios abrangentes à saúde, como fortalecer a imunidade. Ele também se comunica com o cérebro — no denominado eixo cérebro-intestino — por meio de diversas vias e influencia a função cerebral. Fatores como estresse, doenças e antibióticos podem alterar o equilíbrio das bactérias intestinais. Consumir frutas, vegetais, grãos integrais e alimentos fermentados ajuda a manter o equilíbrio em condições estáveis (ver página ao lado).

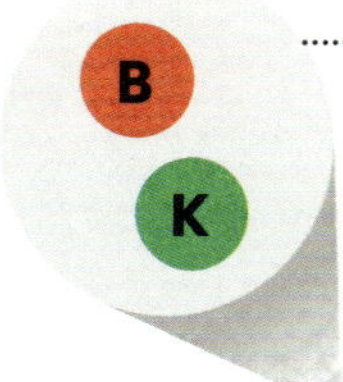

VITAMINAS

Bactérias intestinais benéficas sintetizam vitaminas do complexo B e vitamina K, que desempenham funções importantes.

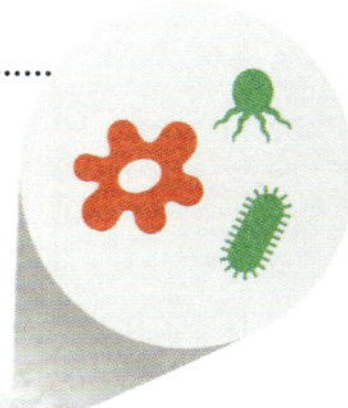

MICRORGANISMOS NOCIVOS

microrganismos "ruins", vinculados a alergias e inflamação intestinal, são forçados a sair quando bactérias "boas" são variadas e numerosas.

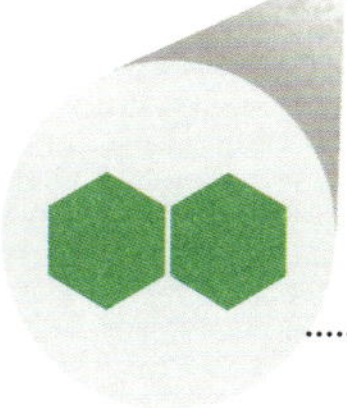

AMIDO NÃO DIGERIDO

O amido resistente nutre as bactérias benéficas que produzem os ácidos graxos de cadeia curta (AGCC).

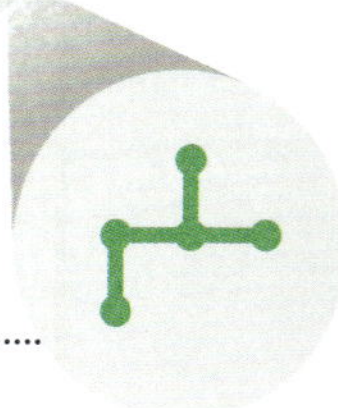

ÁCIDOS ÚTEIS

Entre outras funções, os AGCC fortalecem a parede intestinal, para que somente nutrientes passem para a corrente sanguínea.

UM EQUILÍBRIO SAUDÁVEL

Acredita-se que o complexo conjunto de bactérias, fungos e vírus que compõem o microbioma intestinal desempenha funções em muitos aspectos da saúde. Sua composição é influenciada por fatores como genética, estilo de vida, idade e hábitos alimentares. Estudos sugerem que dietas à base de plantas ajudam a aumentar a diversidade de bactérias "boas" e mantêm um equilíbrio microbiano saudável. Um desequilíbrio (disbiose) pode enfraquecer a imunidade, causar problemas digestivos, doenças cardiovasculares e — de acordo com pesquisas sobre o eixo cérebro-intestino (ver página ao lado) — até depressão, ansiedade e obesidade.

Boa saúde intestinal
Uma dieta variada à base de plantas que também inclua alimentos probióticos, como iogurte e chucrute, ajuda a promover um equilíbrio saudável de bactérias intestinais benéficas.

Saúde intestinal ruim
Uma dieta não diversificada, especialmente sem alimentos vegetais, bem como cigarro, estresse e falta de sono, pode enfraquecer as bactérias "boas" e gerar problemas na saúde intestinal.

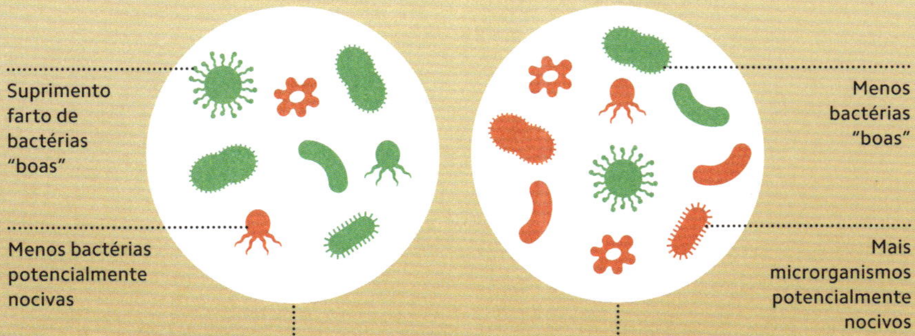

UMA MISTURA VARIADA
Em um intestino saudável, uma mistura variada de micróbios inclui muitas bactérias "boas" que mantêm o equilíbrio e criam AGCC e certas vitaminas.

DESEQUILÍBRIO
Ter menos bactérias intestinais "boas" permite que micróbios nocivos se proliferem, levando a problemas digestivos e outras complicações na saúde.

MÉTODO PARA AUMENTAR A BIODISPONIBILIDADE

FERRO NÃO HEME (p. ex., cereais fortificados)	**VITAMINAS A E K** (p. ex., verduras)	**CÁLCIO** (p. ex., queijo)	**LICOPENO** (p. ex., tomates)
+	+	+	+
VITAMINA C (p. ex., suco de laranja)	**GORDURAS** (p. ex., azeite)	**VITAMINA D** (p. ex., ovos)	**GORDURAS** (p. ex., abacate)

PARA AUMENTAR A ABSORÇÃO DE:

FERRO	VITAMINAS	CÁLCIO	CAROTENOIDES
Consumir alimentos ricos em vitamina C, como frutas e vegetais, com fontes de ferro não heme de origem vegetal ou fortificadas, otimiza a absorção de ferro.	Gorduras, como azeite, potencializam a absorção de vitaminas lipossolúveis A, D, E e K, além de fitoquímicos, todos encontrados em muitos tipos de alimentos.	Gemas de ovos são fontes de vitamina D, que favorece a absorção do cálcio do queijo (ou de outros alimentos ricos em cálcio) quando consumidos em conjunto.	Carotenoides, como licopeno, luteína, betacaroteno e zeaxantina são mais bem absorvidos quando consumidos com uma fonte de gordura, como azeite ou abacate.

COMBINAÇÕES VENCEDORAS

A extensão com que o organismo pode absorver um nutriente é conhecida como biodisponibilidade, e isso varia muito entre os alimentos. Por exemplo, cerca de 30% do cálcio presente no leite é absorvido, contra 5% do cálcio no espinafre. A biodisponibilidade é influenciada por fatores como interação dos componentes alimentares e a forma química do nutriente. O ferro heme, encontrado na carne, por exemplo, é mais biodisponível do que o ferro não heme, de origem vegetal. Consumir certos alimentos em conjunto (ver acima) pode ajudar a aumentar a absorção dos nutrientes.

BOA PREPARAÇÃO

Embora alguns nutrientes possam ser perdidos durante a preparação e o cozimento (ver pp. 84-85), ambos podem elevar a biodisponibilidade de outros. Por exemplo, o organismo absorve mais do licopeno antioxidante do tomate em purê ou molho do que de tomates frescos, já que o processo libera licopeno do tecido do vegetal. Cozinhar, espremer, cortar e amassar também rompem as paredes celulares das plantas, aumentando a quantidade de nutrientes disponíveis para absorção. Deixar de molho grãos integrais e leguminosas antes do cozimento aumenta a biodisponibilidade de nutrientes, como o ferro, reduzindo fitatos, oxalatos e outros compostos das plantas — conhecidos como "antinutrientes" — que se ligam a minerais e bloqueiam sua absorção.

CORTAR E AMASSAR
Alho e cebola cortados ou amassados produzem alicina, uma enzima que, acredita-se, traz benefícios à saúde do coração.

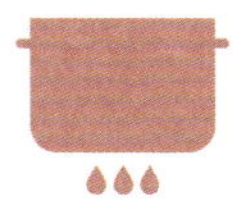

COZINHAR
Ao amolecer as paredes celulares rígidas de frutas e vegetais, o cozimento torna alguns nutrientes mais biodisponíveis.

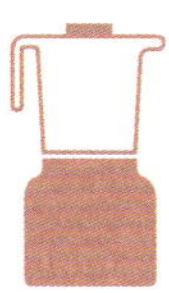

ESPREMER E PROCESSAR
Quando as paredes celulares são rompidas, certos nutrientes presentes em alimentos de origem vegetal, na forma de suco ou processados, tornam-se mais facilmente absorvidos.

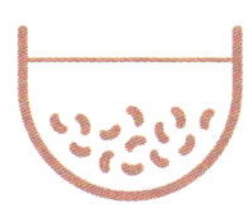

DEIXAR DE MOLHO
Deixar leguminosas e grãos de molho na água ajuda a reduzir compostos vegetais que interferem na absorção de nutrientes.

ESCOLH
ALIMENT
SAUDÁ

AS
ARES
VEIS

Saber quais alimentos fornecem os nutrientes de que o organismo necessita é a chave para adotar uma dieta saudável. Alguns alimentos, como os ultraprocessados, oferecem poucas vitaminas e minerais, mas são ricos em calorias, gordura saturada, açúcar e/ou sal, enquanto frutas, vegetais e grãos integrais oferecem uma ampla variedade dos nutrientes essenciais ao bem-estar. Pesquisas científicas modernas sugerem que seguir uma dieta balanceada, priorizando alimentos de origem vegetal da maior variedade possível — com menos carnes e laticínios (se consumidos) e quantidades limitadas de açúcar e sal — é a melhor opção para uma saúde otimizada.

COMER MAIS POR MENOS

A densidade energética é mensurada pela quantidade de calorias contida em um grama de alimento (kcal/g). Alimentos com alto teor de gorduras e açúcares e baixo teor de água (p. ex., salgadinhos, bolos, batatas chips e chocolates) têm alta densidade energética e, muitas vezes, poucos nutrientes essenciais. Alimentos com baixa densidade energética fornecem menos kcal/g, podendo assim ajudar no controle do peso. Muitos estudos sugerem que a saciedade (sentir-se satisfeito após comer) está relacionada à quantidade de comida ingerida, o que reforça a ideia de que grandes porções de alimentos com baixa densidade energética, como frutas e vegetais, geralmente ricos em água e fibras, podem ser a chave para a perda saudável de peso.

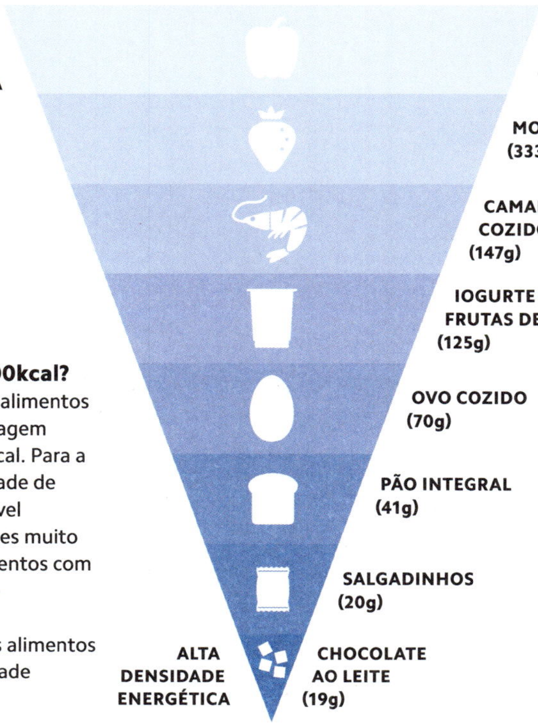

Quanto dá 100kcal?
Cada porção de alimentos mostrada na imagem equivale a 100kcal. Para a mesma quantidade de calorias, é possível consumir volumes muito maiores de alimentos com baixa densidade energética, em comparação aos alimentos com alta densidade energética.

CADA MORDIDA CONTA

Alimentos que oferecem uma grande quantidade de nutrientes em relação ao seu conteúdo calórico são descritos como densos em nutrientes ou ricos em nutrientes. Isso se refere aos nutrientes como proteínas e gorduras saudáveis, além de fibras e micronutrientes (ver p. 22), que mantêm os vários sistemas do corpo em pleno funcionamento. Exemplos de alimentos ricos em nutrientes incluem carnes magras, frango, peixe, ovos, micoproteínas, soja, leguminosas, nozes, sementes, laticínios, grãos integrais, frutas e vegetais. O termo "calorias vazias" às vezes é usado para descrever alimentos que contêm muitas calorias mas poucos nutrientes.

Não é a mesma coisa

Estes dois exemplos oferecem uma quantidade similar de alimento e um valor calórico próximo. Entretanto, só as amêndoas são densas em nutrientes.

2 BISCOITOS DE CHOCOLATE (34g)

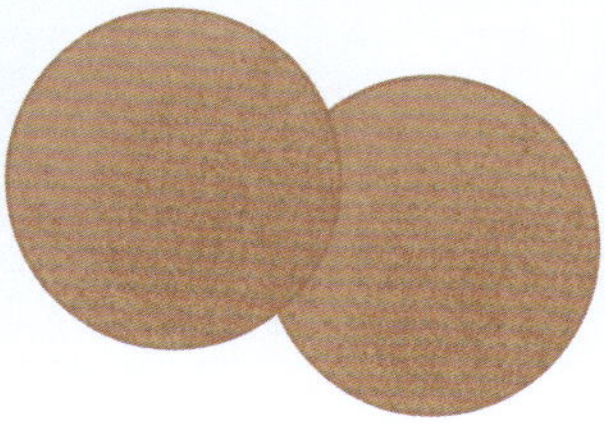

166kcal

Baixa densidade de nutrientes

Altos em gordura saturada e açúcar, sem prover quantidades significativas de proteína, fibras, vitaminas e minerais.

UM PUNHADO DE AMÊNDOAS (30g)

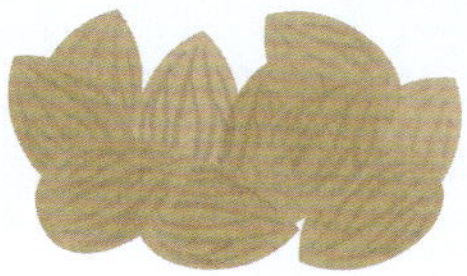

174kcal

Alta densidade de nutrientes

Contêm gordura monoinsaturada, proteínas, carboidratos, fibras, vitamina B2, vitamina E, cobre, magnésio, manganês e fósforo.

UMA DIETA BALANCEADA

Incentivar uma dieta saudável é um dos pilares das políticas de saúde pública e nutrição em todo o mundo. Mais de cem países elaboraram recomendações práticas adaptadas à cultura local, hábitos alimentares, disponibilidade de alimentos e necessidades nutricionais de suas populações. Conhecidas como orientações dietéticas baseadas em alimentos, essas recomendações geralmente oferecem um modelo visual, como um prato ilustrativo de comida ou uma pirâmide alimentar, para mostrar alimentos e proporções sugeridas para uma dieta equilibrada. A mensagem é consistente: dietas devem ter como base alimentos de origem vegetal, com abundância de frutas, vegetais, leguminosas e grãos. Carne e laticínios podem ser consumidos com moderação, enquanto alimentos ricos em gordura saturada, açúcar e sal devem ser limitados. Atualmente, a maioria dos países também inclui mensagens de sustentabilidade, ajudando as pessoas a reduzir o impacto ambiental de suas escolhas alimentares (ver p. 125).

FRUTAS E VEGETAIS

Coma ao menos cinco porções diárias de uma variedade de frutas e vegetais (ver pp. 64-65).

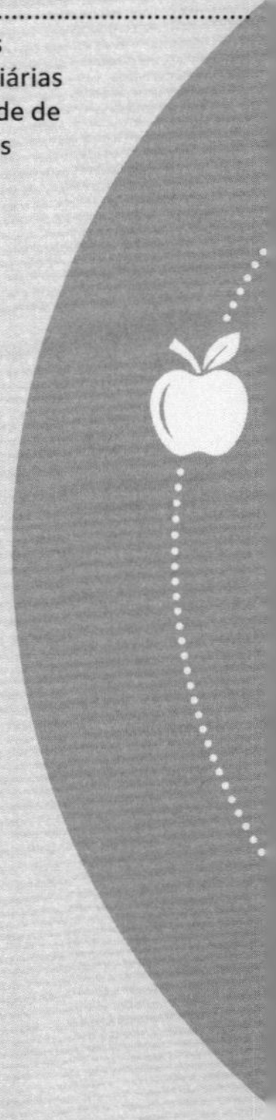

Líquidos

Beba de seis a oito copos de líquidos diariamente, como água, leite desnatado, chá ou bebidas sem adição de açúcar; limite o consumo de suco de frutas e vitaminas a 150ml por dia.

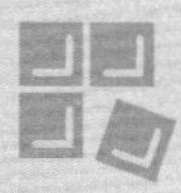

Alimentos menos nutritivos

Certifique-se de que alimentos ricos em gordura, açúcar e sal só sejam consumidos ocasionalmente, e em quantidades moderadas.

Guia da Boa Alimentação

Em orientações dietéticas, de forma geral, vegetais representam 80% do modelo alimentar, com opções vegetais presentes também nas seções de proteínas e laticínios.

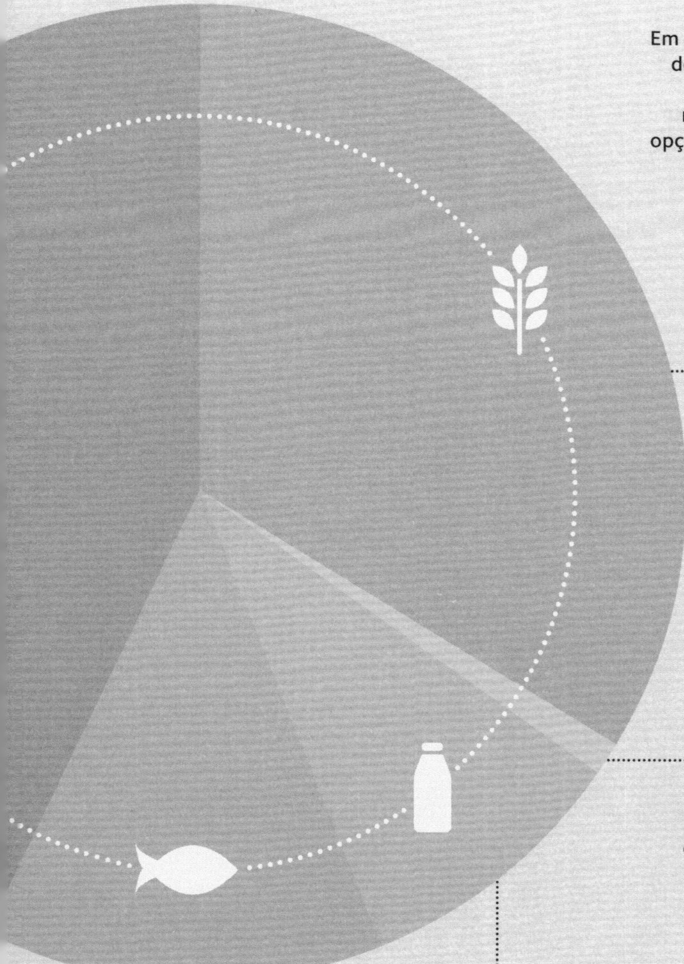

ALIMENTOS RICOS EM AMIDO

Prefira alimentos à base de grãos integrais, com alto nível de fibras e menos adição de gordura, açúcar e sal (ver pp. 66-67).

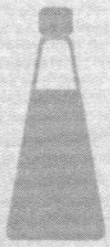

AZEITES E GORDURAS

Escolha produtos que contenham gordura insaturada (ver p. 73) e consuma com moderação.

ALIMENTOS RICOS EM PROTEÍNAS

Busque proteínas de origem vegetal; coma duas porções por semana de peixe de origem sustentável (uma delas gordurosa); e limite o consumo de carnes vermelhas e processadas (ver pp. 70-71).

LATICÍNIOS E ALTERNATIVAS

Opte por produtos com baixo teor de gordura e açúcar, ou por alternativas sem adição de açúcar e lactose (ver p. 68-69).

O PODER DAS PLANTAS

Consumir muitas frutas e vegetais é a base da boa saúde, pois eles fornecem vitaminas, minerais, fitonutrientes e fibras alimentares, que nutrem as boas bactérias no intestino. Diversos estudos indicam que essa combinação única de nutrientes essenciais (ver abaixo e na página ao lado exemplos de boas fontes) é responsável por preservar a saúde e proteger contra doenças cardiovasculares, diabetes tipo 2, alguns tipos de câncer e demência, além de auxiliar no controle do peso. A Organização Mundial da Saúde recomenda o consumo mínimo de 400g por dia (isto é, cinco porções) de frutas e vegetais, excluindo batatas, batata-doce, mandioca e outras raízes ricas em amido. Cada país adapta a recomendação conforme suas próprias orientações.

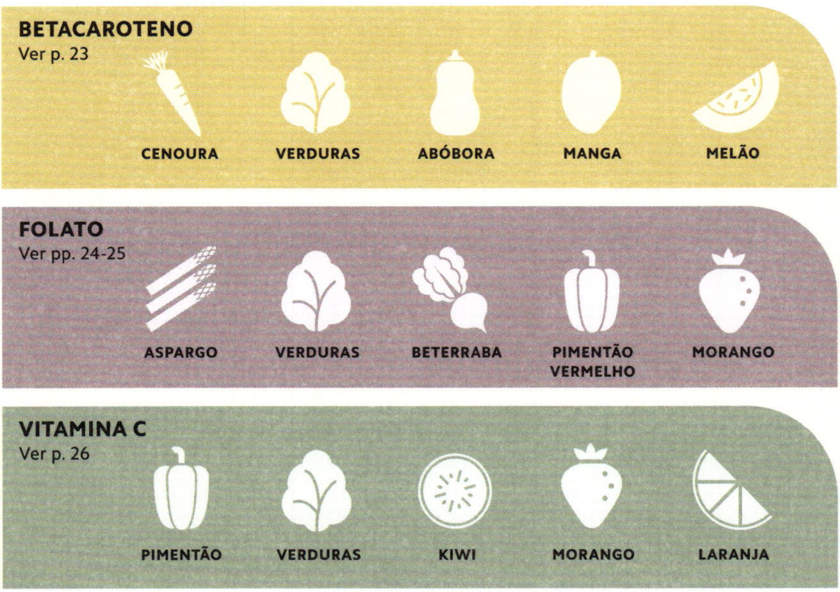
BETACAROTENO
Ver p. 23
CENOURA
VERDURAS
ABÓBORA
MANGA
MELÃO
FOLATO
Ver pp. 24-25
ASPARGO
VERDURAS
BETERRABA
PIMENTÃO VERMELHO
MORANGO
VITAMINA C
Ver p. 26
PIMENTÃO
VERDURAS
KIWI
MORANGO
LARANJA

VITAMINA E
Ver p. 28

ABACATE · MIRTILO · ABÓBORA · BRÓCOLIS · VERDURAS

VITAMINA K
Ver p. 29

VERDURAS · ASPARGO · COUVE-FLOR · PEPINO · ALHO-PORÓ

POTÁSSIO
Ver p. 30

FRUTAS SECAS · VERDURAS · ABACATE · COGUMELOS · BANANAS

CÁLCIO
Ver p. 31

FRUTAS SECAS · VERDURAS · RABANETE · MIRTILO · FIGO

FERRO
Ver p.34

FRUTAS SECAS · VERDURAS · CEBOLINHA · COGUMELO-OSTRA · MARACUJÁ

MANGANÊS
Ver pp.38–39

COGUMELO-OSTRA · MIRTILO · ABACAXI · BETERRABA · VERDURAS

UMA FONTE PRIMÁRIA DE ENERGIA

Alimentos ricos em amido, muitas vezes chamados de "carboidratos", são uma fonte primária de nutrição e energia. Exemplos de alimentos ricos em amido vão de batatas, bananas, inhames a produtos derivados de grãos, como pão, arroz e massas. O grau de processamento afeta a qualidade do carboidrato (ver p. 77). Alimentos ricos em amido que passam por mais processamento ou "refinamento", como pão branco, massas e arroz, contêm menos fibras e nutrientes (ver abaixo). Para incorporar alimentos que contêm amido em uma dieta balanceada e saudável, é melhor optar por aqueles ricos em fibras e grãos integrais (p. ex., pães integrais em vez de pão branco). Também é recomendável controlar o tamanho das porções.

TAMANHO DA PORÇÃO

PÃO BRANCO (1g FIBRA)	**40g**	**PÃO INTEGRAL (2,8g FIBRA)**
PURÊ DE BATATA (2,1g FIBRA)	**150g**	**BATATA ASSADA COM CASCA (3,9g FIBRA)**
FLOCOS DE MILHO (1g FIBRA)	**30g**	**FLOCOS DE MILHO INTEGRAIS (4g FIBRA)**
ARROZ BRANCO (0,8g FIBRA)	**150g**	**ARROZ INTEGRAL (2,3g FIBRA)**
ESPAGUETE BRANCO (2,6g FIBRA)	**150g**	**ESPAGUETE INTEGRAL (6,3g FIBRA)**
BATATA-DOCE COZIDA (4g FIBRA)	**150g**	**LASCAS DE BATATA-DOCE COM CASCA (7,8g FIBRA)**

Troque

Reúna mais nutrientes, como fibras, dando preferência a opções integrais ou com alto teor de fibras em vez de alimentos brancos ricos em amido.

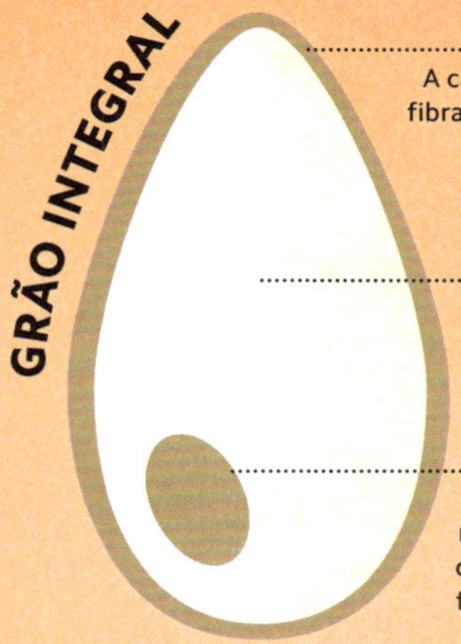

FARELO
A camada externa, rica em fibras, oferece vitaminas do complexo B e minerais, como ferro e zinco.

ENDOSPERMA
A maior parte do grão. Contém proteínas e carboidratos.

GÉRMEN
O embrião do grão, repleto de vitaminas do complexo B, vitamina E, fitoquímicos e gorduras essenciais.

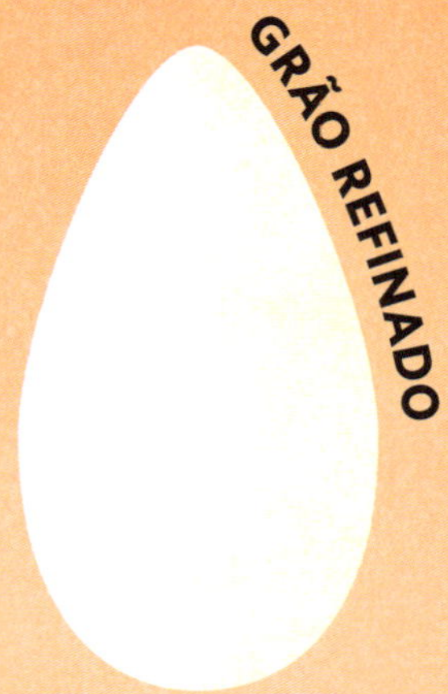

Vários nutrientes
Um grão integral é composto por três partes — farelo, endosperma e gérmen. Cada parte contém nutrientes.

Perdidos no processo
No processo de refinação, o farelo e o gérmen são eliminados, resultando na perda de até 75% dos nutrientes de um grão integral.

DELÍCIAS NÃO REFINADAS

Todo grão nasce integral, com um leque de nutrientes – incluindo fibras, vitaminas, minerais, fitoquímicos, antioxidantes, proteínas, gorduras essenciais e carboidratos ricos em amido. A refinação cria uma textura mais fina e aumenta o tempo de vida do grão, mas reduz seu valor nutricional (ver acima). No mundo todo, há a recomendação de substituir grãos refinados por versões integrais, já que o consumo de alimentos integrais reduz o risco de doenças cardiovasculares, AVC, câncer colorretal e diabetes tipo 2. Mesmo que alimentos integrais geralmente sejam mais ricos em fibras, vitaminas e minerais do que os carboidratos refinados, eles ainda podem conter muito açúcar ou sal adicionados, portanto, verifique os rótulos.

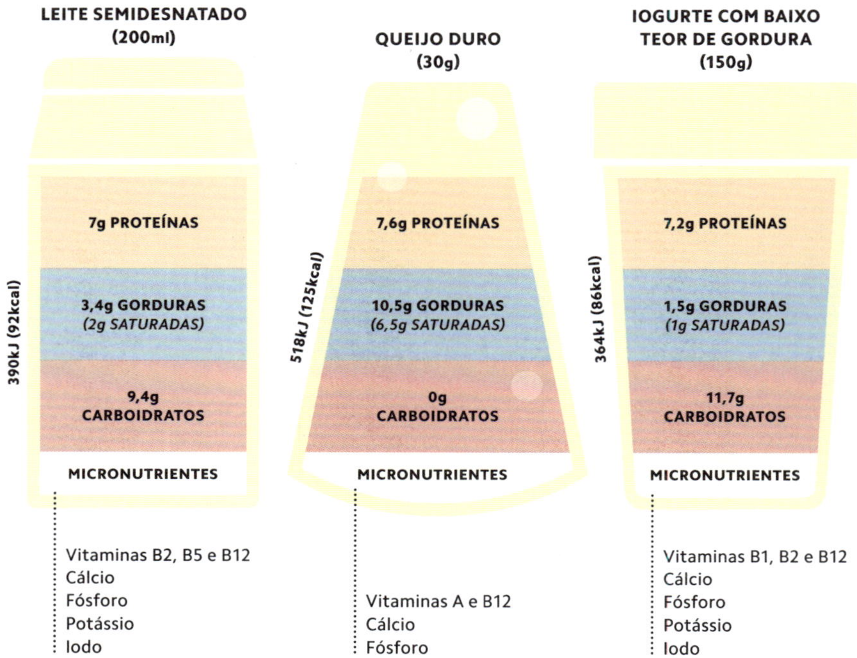

NUTRIÇÃO COM LATICÍNIOS

Leites, queijos e iogurtes são ricos em nutrientes e associados à boa saúde óssea, graças à combinação de cálcio, fósforo e proteínas que oferecem. O cálcio presente nos laticínios é, em geral, mais facilmente absorvido pelo organismo do que o cálcio na maioria dos vegetais. Os iogurtes vivos contêm bactérias ativas que contribuem para saúde intestinal. No entanto, laticínios integrais também são ricos em gordura saturada, por isso as versões com baixo teor de gordura são frequentemente recomendadas para beneficiar a saúde do coração. A "matriz laticínia" é atualmente tema de pesquisas científicas, que investigam como a estrutura física exclusiva, a combinação de nutrientes e outros compostos nos laticínios interagem de maneira holística para favorecer a saúde.

ALÉM DA VACA

Bebidas, queijos e iogurtes de origem vegetal são apropriados para dietas veganas e isentas de laticínios. Elas também possuem uma pegada ambiental mais reduzida e, às vezes, contêm menos calorias. O Valor nutricional desses produtos varia conforme a planta utilizada na composição e os ingredientes adicionais (alguns versões são adoçadas com açúcar), por isso é importante checar o rótulo. Em comparação aos laticínios, a maioria das versões vegetais tem menos proteínas, cálcio, iodo, e vitaminas B2 e B12. No entanto, algumas bebidas de origem vegetal são fortificados com nutrientes — especialmente, cálcio e B12 — para se tornarem equivalentes ao leite de vaca. Vitaminas A e D também podem ser adicionadas. Para atender às exigências de rotulagem em alguns países, produtos livres de laticínios são chamados "bebidas" ou "alternativas" em vez de "leite".

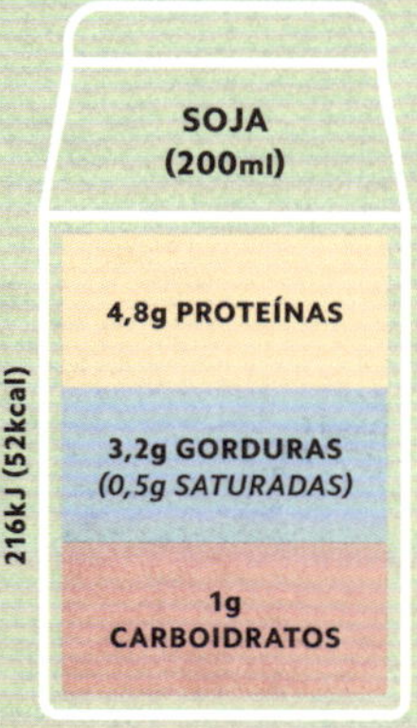

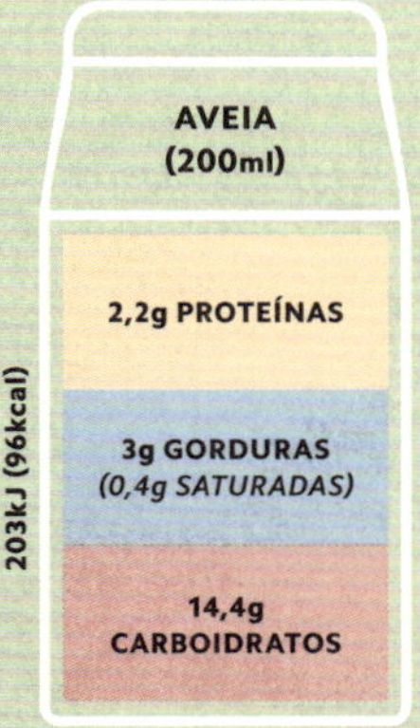

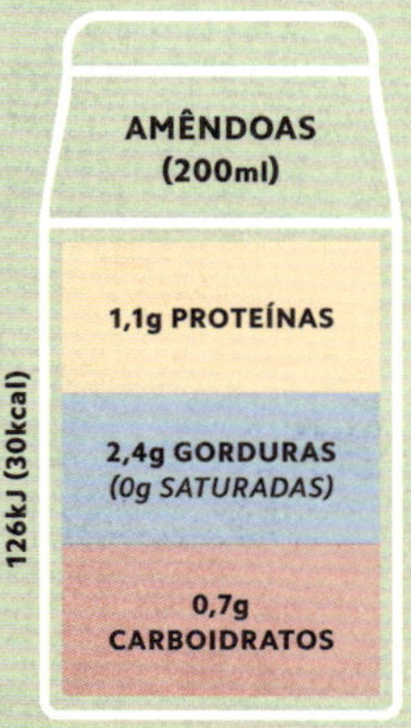
AMÊNDOAS
(200ml)
1,1g PROTEÍNAS
2,4g GORDURAS
(0g SATURADAS)
0,7g
CARBOIDRATOS
126kJ (30kcal)

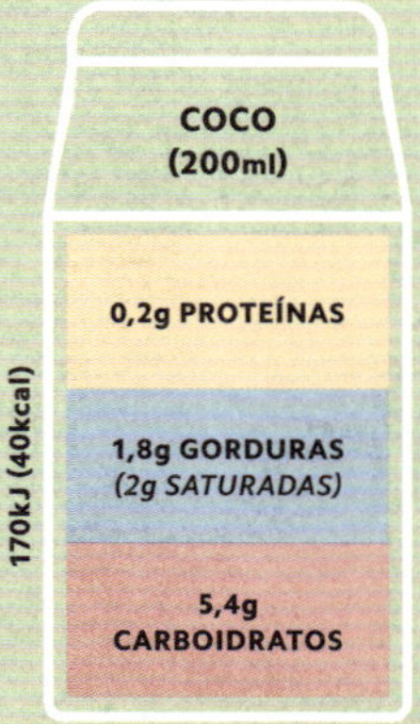

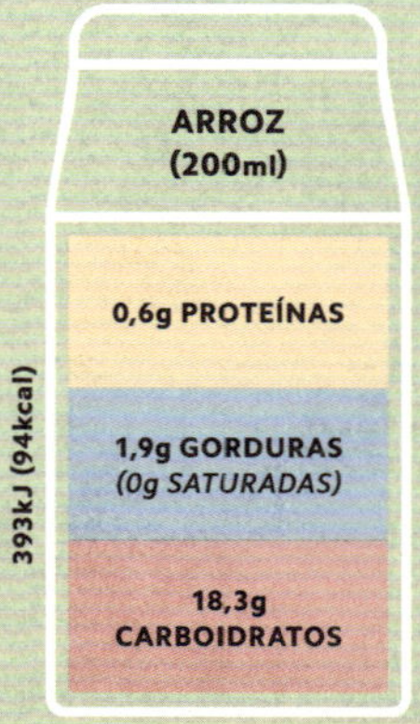

SÓ PARA OS FORTES

As proteínas animais são obtidas dos próprios animais (carne vermelha, aves e peixes) ou são derivadas de suas produções (ovos e laticínios). Além das proteínas, muitos outros nutrientes são fornecidos. A carne vermelha, por exemplo, é fonte de ferro e zinco; frutos do mar fornecem iodo e selênio; ovos e peixes gordurosos, vitamina D. Contudo, reduzir o consumo de proteínas animais e aumentar a ingestão de fontes vegetais faz bem para o meio ambiente e a saúde (ver p. 125). A chave ao optar por proteínas animais é consumi-las com moderação.

FONTE DE PROTEÍNA	TAMANHO DA PORÇÃO	CONTEÚDO PROTEICO (g/PORÇÃO)
CARNE VERMELHA	1 BIFE (225g)	50,6
FRANGO	1 PEITO (150g)	36
CORDEIRO	1 BIFE (150g)	30,3
CARNE DE PORCO	1 LOMBO (130g)	28,3
SALMÃO	1 FILÉ (130g)	26,5
BACALHAU	1 FILÉ MÉDIO (140g)	24,5
PERU	1 BIFE FINO (100g)	24,4
CAMARÕES	10 UNIDADES GRANDES (100g)	17,6
QUEIJO	1 PEDAÇO PEQUENO (30g)	7,6
IOGURTE INTEGRAL	1 POTE PEQUENO (150g)	7,2
LEITE DE VACA	1 COPO (200ml)	7
OVOS	1 OVO (50g)	6,3

SOJA

Uma porção de 100g de tempê contém cerca de 20g de proteínas, enquanto a mesma porção de tofu contém por volta de 9g. Ambos são fontes completas de aminoácidos essenciais.

LEGUMINOSAS

Feijões, lentilhas e ervilhas são boas fontes de proteínas. Uma porção de 125g de ervilhas enlatadas contém 9g de proteínas.

GRÃOS

Quinoa, amaranto e trigo-sarraceno fornecem todos os aminoácidos essenciais. Uma porção de 160g de quinoa contém cerca de 8g de proteínas.

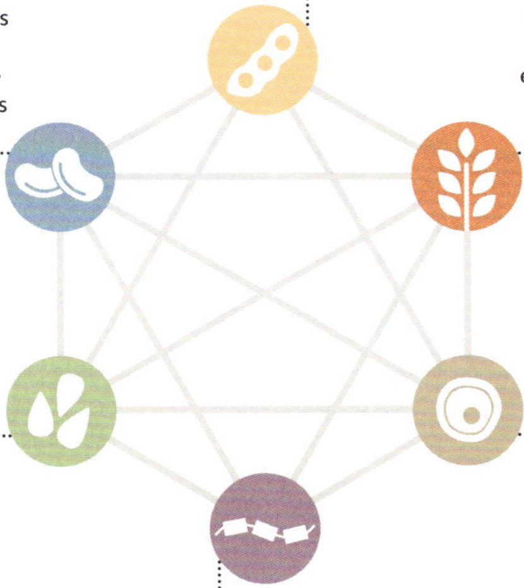

NOZES E SEMENTES

Amendoins contêm a maior quantidade de proteínas — quase 8g em um punhado (30g) —, seguidos por sementes de abóbora, amêndoas e castanhas-de-caju.

MICOPROTEÍNAS

Feitas a partir da fermentação de um fungo, apresentam alto teor de fibras, fornecem 11g de proteínas em 100g e oferecem todos os aminoácidos essenciais.

OUTROS SUBSTITUTOS DA CARNE

Ervilha e proteínas do trigo são utilizadas para fazer produtos livres de carnes. O seitan, ou "carne de trigo", pode conter pelo menos 20g de proteínas em 100g.

ESCOLHA DAS PROTEÍNAS

Muitas plantas fornecem quantidades significativas de proteínas e possuem a vantagem, em relação às proteínas animais, de conterem baixo teor de gordura saturada e, muitas vezes, alto teor de fibras alimentares. Em outras palavras, dietas à base de plantas, quando variadas (ver acima) podem atender facilmente às necessidades proteicas. No passado, recomendava-se consumir certas combinações de vegetais, como arroz e feijão, para que cada refeição fornecesse um conjunto completo de aminoácidos essenciais (ver p. 14). No entanto, pesquisas mais recentes revelam que a ingestão diversificada de vegetais com o tempo pode fornecer todos os aminoácidos essenciais em quantidades adequadas.

O FUTURO DA COMIDA?

Espera-se que a população mundial atinja 9,7 bilhões de pessoas até 2050, e a ONU estima que a produção de alimentos precisa dobrar de 2018 a 2050 para atender a essa demanda crescente. Por isso, fontes alimentares alternativas que sejam nutritivas, utilizem menos água e terra, e emitam menos gases poluentes estão sendo exploradas. Alguns produtos, desenvolvidos para replicar a aparência e o sabor da carne, são feitos a partir de proteínas vegetais (como soja) e fungos (micoproteínas), e já estão amplamente disponíveis. No entanto, fontes proteicas alternativas, como insetos e bactérias, também podem aparecer nos cardápios do futuro.

		PRÓS	**CONTRAS**
CARNE PRODUZIDA EM LABORATÓRIO	Produzido a partir de células musculares animais, estima-se que esse tipo de proteína represente cerca de um quarto do consumo de carne até 2035.	Pode ser modificada e é mais saudável que a carne convencional. A produção também custa muito menos que a pecuária tradicional, que demanda grandes quantidades de alimentos, terra e água.	Como é recente, a produção ainda é muito cara. Replicar as texturas da carne é difícil. Alguns veganos/vegetarianos ainda podem optar por evitar consumir "carne" de laboratório.
PROTEÍNAS UNICELULARES	Microrganismos unicelulares (algas, levedura e fungos) são fermentados, criando uma proteína rica em nutrientes. Micoproteínas são feitas assim.	Podem ser produzidas com rapidez, cultivadas a partir de gases de efeito estufa prontamente disponíveis, como metano, água de reuso, e em áreas com uso mínimo do solo.	São necessárias mais pesquisas e avanços técnicos para garantir que as proteínas unicelulares sejam seguras para consumo e produzidas em ampla escala. Os custos de produção também são altos.
INSETOS COMESTÍVEIS	Insetos ricos em nutrientes fazem parte de dietas africanas, asiáticas e latino-americanas há milênios.	Insetos comestíveis são excelentes fontes de vitaminas e minerais e fornecem mais proteínas por unidade do que mamíferos, aves ou peixes. Além disso, sua produção gera emissões de carbono muito baixas.	Alguns insetos podem ser tóxicos ou causar alergia. A sustentabilidade é essencial, para evitar danos a ecossistemas e cadeias alimentares. Também são impróprios para dietas veganas e vegetarianas.

ESCOLHA DAS GORDURAS

Embora todas as gorduras utilizadas para cozinhar tenham o mesmo valor calórico, elas variam em termos de tipo predominante. A maioria dos óleos é mais rica em gorduras insaturadas benéficas, mas óleos de coco e palma — assim como a manteiga — possuem alto teor de gordura saturada. Altos níveis de gordura saturada e gorduras trans industrializadas (encontradas em óleos vegetais parcialmente hidrogenados, proibidos em alguns países) são associados ao colesterol alto. Em margarinas e óleos, a quantidade e o tipo de gordura são muito diferentes. A tabela abaixo mostra a composição aproximada de gordura de catorze tipos de produtos.

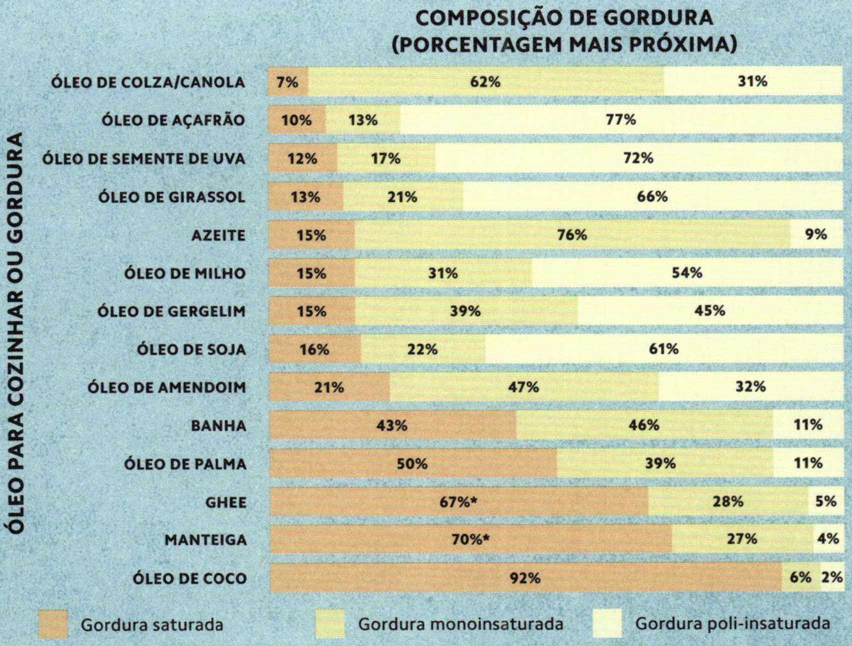

*Inclui gorduras trans que ocorrem naturalmente

O PONTO DOCE

Os dois principais tipos de açúcar encontrados nos alimentos são frequentemente descritos como açúcares naturais e açúcares livres. Açúcares naturais ocorrem espontaneamente nas frutas (e em quantidades muito menores em vegetais) como frutose e no leite como lactose. Açúcares livres incluem os açúcares adicionados, bem como aqueles presentes em sucos de fruta, que são extraídos de suas células e, portanto, não vêm mais acompanhados das fibras naturais. O consumo elevado de açúcares livres contribui para o excesso de calorias na dieta, o que causa potencialmente o ganho de peso e aumenta o risco de cáries dentárias (p. 143).

Consumo balanceado
Açúcares naturais não precisam de restrição. Contudo, açúcares livres devem representar no máximo 10% da ingestão calórica diária total — o ideal é que sejam apenas 5%.

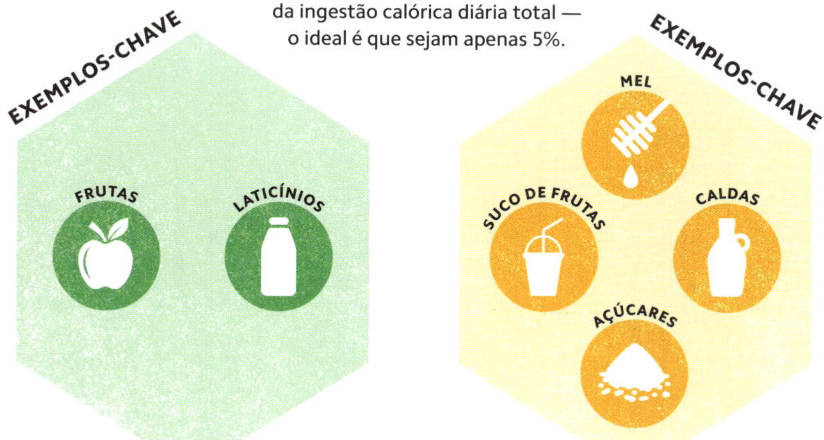

AÇÚCARES NATURAIS

Alimentos que contêm açúcares naturais são, em geral, ricos em nutrientes e considerados componentes importantes de uma dieta equilibrada.

AÇÚCARES LIVRES

Açúcares livres incluem aqueles encontrados no mel, em caldas e todas as formas de açúcar adicionado em casa, por chefs ou durante a fabricação.

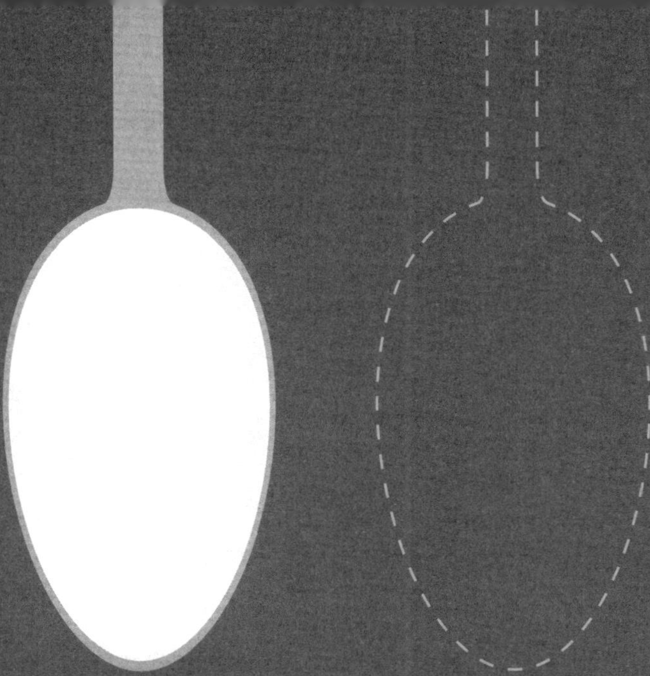

Um excesso mundial
A média global de ingestão de sal é de 9g a 12g por dia — cerca de duas colheres de chá. Isso corresponde ao dobro do limite máximo recomendado de 5g diários.

ALTO EM SÓDIO

Em quantidades moderadas, o sal — constituído de sódio e cloro — é essencial para a boa saúde, inclusive para o bom funcionamento de nervos e músculos. Contudo, o consumo médio mundial está alto demais. De acordo com a Organização Mundial da Saúde, limitar a ingestão a no máximo 5g de sal por dia —uma colher de chá — poderia evitar 2,5 milhões de mortes por ano causadas por AVC e doenças cardiovasculares. Para reduzir a ingestão de sal, diminua seu uso na comida, a ingestão de alimentos salgados (como carnes processadas e refeições prontas) e use substitutos, que trocam sódio por potássio.

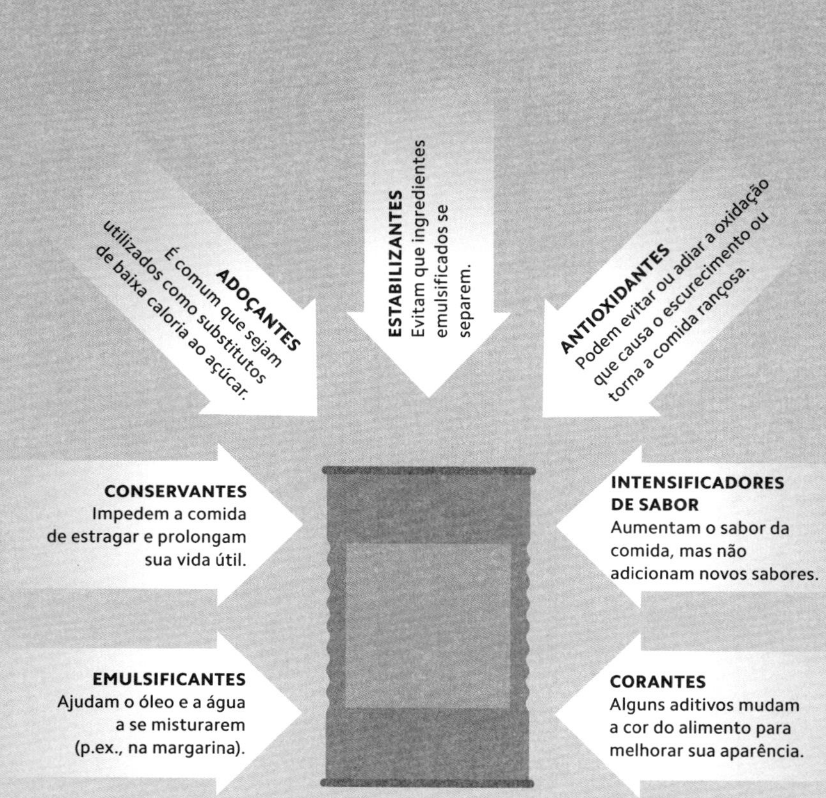

TUDO CONTRIBUI

Aditivos são substâncias (naturais ou artificiais) adicionadas aos alimentos durante o processo de fabricação com o objetivo de garantir a segurança do produto, melhorar sua validade ou aprimorar sua cor, sabor ou textura. Alguns tipos comuns de aditivos estão listados acima. Cada categoria desempenha uma função específica nos alimentos. Na maioria dos países, os aditivos devem passar por testes de segurança antes de serem aprovados para uso, e precisam constar na lista de ingredientes dos rótulos. Às vezes, vitaminas e minerais são adicionados a alimentos durante a fabricação. Isso se chama fortificação alimentar, e tem como objetivo repor nutrientes perdidos durante o processo (ver página ao lado) ou adicionar nutrientes extras para auxiliar a saúde.

NÍVEIS DE ALTERAÇÃO

Alimentos processados são alimentos que passaram por algum tipo de alteração. A maioria dos alimentos passa por algum nível de processamento que os torna próprios para o consumo. Alimentos minimamente processados podem ter sido limpos, cortados, congelados ou cozidos. Alimentos ultraprocessados muitas vezes recebem adição de gordura, açúcar, sal e outros aditivos (ver página ao lado). Embora os alimentos ultraprocessados tenham sido associados a problemas de saúde como obesidade, câncer e doenças cardiovasculares, alguns especialistas não acreditam que o nível de processamento seja um problema. Em vez disso, esses alimentos podem representar riscos à saúde porque, em geral, apresentam baixo teor de micronutrientes, alto teor energético, de gorduras saturadas, açúcar e sal, e são consumidos em substituição a alimentos mais nutritivos.

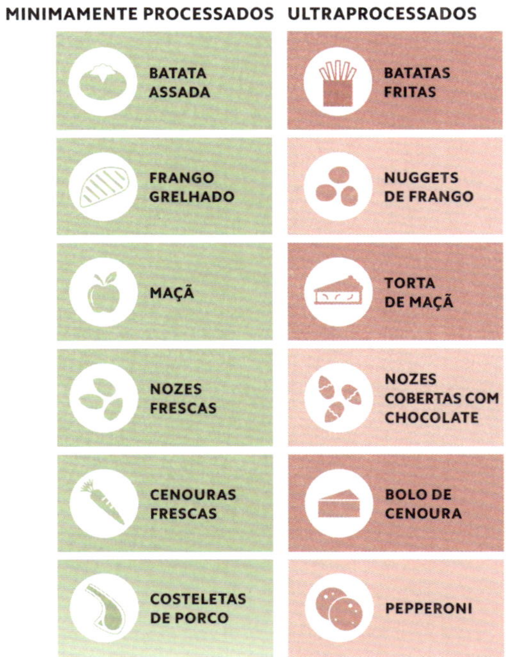
MINIMAMENTE PROCESSADOS
ULTRAPROCESSADOS
BATATA ASSADA
BATATAS FRITAS
FRANGO GRELHADO
NUGGETS DE FRANGO
MAÇÃ
TORTA DE MAÇÃ
NOZES FRESCAS
NOZES COBERTAS COM CHOCOLATE
CENOURAS FRESCAS
BOLO DE CENOURA
COSTELETAS DE PORCO
PEPPERONI

O poder do processamento
Alimentos minimamente processados geralmente passam por leves alterações, e retêm a maioria de seu valor nutricional. Alimentos ultraprocessados não são, por definição, prejudiciais à saúde, mas possuem tendência a ser.

HIDRATAÇÃO SAUDÁVEL

A ingestão de líquidos é tão importante quanto a de alimentos, e fornece cerca de 80% do líquido na alimentação. Cada tipo de bebida apresenta prós e contras nutricionais. A água é isenta de calorias e açúcares, ou seja, é sempre uma escolha saudável. A cafeína encontrada em muitos cafés, chás e bebidas energéticas aumenta o estado de alerta, mas pode interferir no sono. Embora seja levemente diurética (aumenta as micções) e já tenha sido considerada como causadora de desidratação, a quantidade de líquidos contido nessas bebidas geralmente neutraliza esse efeito. Algumas bebidas com alto teor de açúcar (como frutas batidas e sucos) contêm vitaminas e minerais, enquanto outras (energéticos e bebidas gaseificadas) não têm. Ambas constituem uma porção significativa do consumo diário de açúcar; no Brasil, 36% dos adolescentes relataram consumo regular de refrigerantes ou doces. Bebidas sem açúcar são muito menos calóricas. Os adoçantes utilizados nelas são submetidos a testes rígidos, mas algumas pesquisas sugerem que consumir substitutos do açúcar impacte o equilíbrio das bactérias intestinais (ver pp. 53-54).

BEBIDAS NÃO ALCOÓLICAS POPULARES	PRÓS	CONTRAS
ÁGUA	De todas as bebidas, a água é a melhor opção, pois não contém calorias nem açúcar.	Nem sempre é seguro beber água de torneira em certos países.
LEITE	Contém proteína, cálcio, fósforo, potássio, iodo e vitaminas B2, B5 e B12.	O leite integral contém gordura saturada.
CAFÉ	Três a quatro xícaras de café por dia podem baixar o risco de doenças cardiovasculares e diabetes tipo 2.	O consumo elevado de cafeína é vinculado a abortos espontâneos e baixo peso do feto na gestação.

BEBIDAS NÃO ALCOÓLICAS POPULARES	PRÓS	CONTRAS
CHÁ	Os antioxidantes presentes no chá podem reduzir o risco de doenças cardiovasculares, AVC e câncer.	Alguns chás contêm taninos que impedem a absorção do ferro não heme.
CACAU E CHOCOLATE QUENTE	Alguns tipos de chocolate quente e cacau contêm flavonoides (que atuam como antioxidantes).	Muitas vezes contêm alto teor de calorias, gorduras saturadas e açúcares.
BEBIDAS FERMENTADAS	Algumas (kefir e kombucha) contêm bactérias probióticas (ver p. 55).	Podem conter adição de açúcar e causar inchaço temporário.
SUCOS DE FRUTA E VITAMINAS	Podem contar como consumo diário de frutas e vegetais.	As fibras são removidas ao serem espremidas, e os produtos contêm açúcares livres (ver p. 74).
POLPAS E TÔNICOS	Variantes sem açúcar de polpas e tônicos adicionam sabor à água.	Muitas polpas e tônicos contêm açúcares livres e pouco, ou nenhum, suco de fruta.
ISOTÔNICOS	Isotônicos repõem minerais vitais (eletrólitos) perdidos em exercícios intensos e prolongados.	Estas bebidas contêm alto teor de açúcar e não são necessárias para exercícios com menos de uma hora de duração.
BEBIDAS ENERGÉTICAS E GASEIFICADAS	Muitas destas bebidas têm variações sem açúcar, com pouca ou nenhuma caloria.	Estas bebidas muitas vezes possuem teor elevado de açúcares livres, cafeína e outros aditivos.

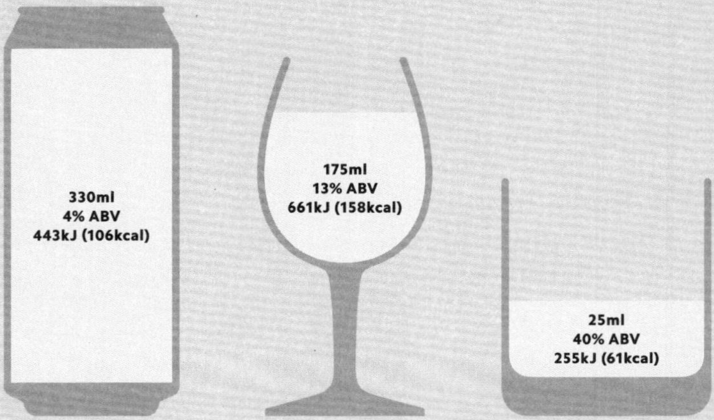

Cerveja
Ainda que a maioria das cervejas tenha 6% de teor alcoólico ou menos, frequentemente elas são consumidas em maiores volumes do que outras bebidas alcoólicas.

Vinho
A maioria dos vinhos tem de 10 a 14% de teor alcoólico, e, quanto mais forte o vinho, mais calorias ele tem.

Destilados
Comumente servidos em pequenas quantidades, mas são muito fortes, variando de 35% a 40% de teor alcoólico.

O RISCO DE BEBER

O álcool é produzido a partir da fermentação de grãos, frutas ou vegetais. Diferentes tipos de bebidas alcoólicas variam em relação ao seu teor alcoólico — a porcentagem da bebida que corresponde a álcool puro (ver acima). O consumo excessivo de álcool está associado a problemas de saúde, como doenças hepáticas e cardiovasculares, hipertensão arterial e pancreatite. Ele também pode enfraquecer a função imunológica, afetar o sistema nervoso e o cérebro. O álcool tem muitas calorias, e em excesso pode atrapalhar o sono e, com o tempo, aumentar o risco de ansiedade e depressão. De acordo com a Organização Mundial da Saúde (OMS), o uso nocivo de álcool é responsável por cerca de três milhões de mortes no mundo inteiro, todos os anos.

VIDA LONGA

Onde há calor, umidade, oxigênio e tempo, bactérias, leveduras e fungos proliferam. Em alimentos, essa proliferação pode torná-los impróprios para consumo e prejudiciais à saúde. Os métodos de conservação (ver abaixo) podem limitar a exposição do alimento ao calor e à umidade, de modo que ele possa ser consumido em segurança por mais tempo. Quando produtos são rapidamente conservados após a colheita, métodos como o congelamento ajudam a preservar nutrientes (como vitaminas do complexo B e vitamina C) que com o tempo se perderiam.

Congelamento ou resfriamento
Congelar alimentos impede o crescimento de bactérias, e resfriá-los desacelera esse processo, mas nenhum método as mata.

Picles
Um ambiente ácido — vinagre, em geral — inibe o crescimento bacteriano, mas esses ácidos podem prejudicar os dentes.

Enlatados
Comidas enlatadas são aquecidas para eliminar bactérias e seladas para impedir a contaminação. Vitaminas hidrossolúveis podem se perder nesse processo.

Acréscimo de açúcar ou sal
Embora o sal e o açúcar ofereçam riscos à saúde, eles também extraem água do alimento, desacelerando o crescimento microbiano.

Secagem ou defumação
A remoção da água inibe o crescimento bacteriano. Esses métodos concentram calorias e nutrientes no alimento.

Embalagem a vácuo
Um ambiente hermético mata bactérias por falta de oxigênio. O alimento mantém seus nutrientes, cores e textura.

Pasteurização
Esse tratamento de calor impede a atividade enzimática e bacteriana, mas algumas vitaminas do complexo B são perdidas.

Fermentação
Alimentos fermentados ganham bactérias próprias para o intestino, enquanto bactérias que estragam a comida são destruídas.

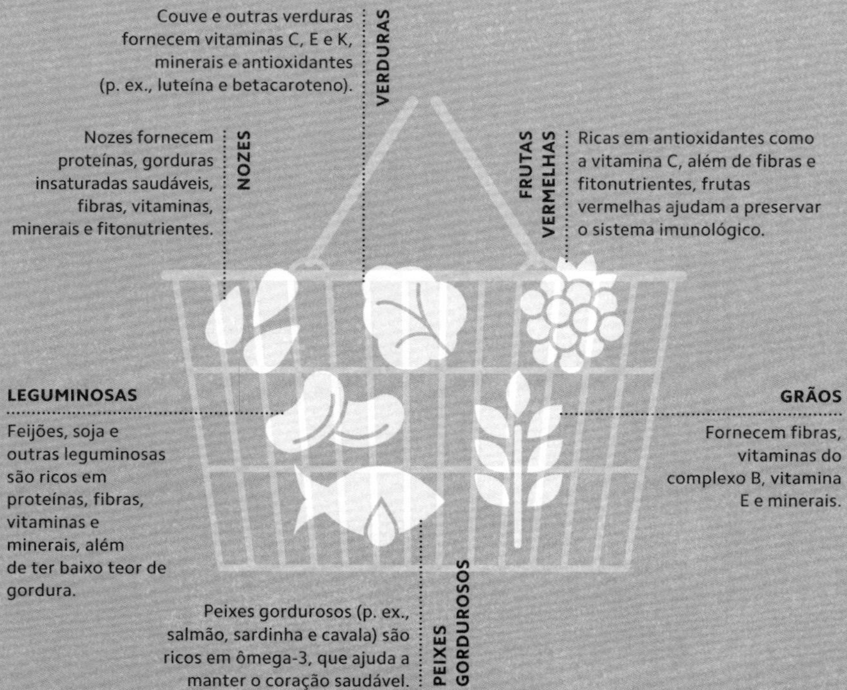

VERDADE OU MODINHA?

A ideia de que superalimentos fortalecem a saúde é atraente, mas esses alimentos não existem de fato. Não há definição legal ou científica sobre a existência de superalimentos. Normalmente, uma manchete afirma (com evidências limitadas) que um único alimento é imbatível na luta contra doenças ou na promoção de saúde. Em casos assim, identificar o grupo alimentar (ver acima) de um "superalimento" na moda pode ser útil, pois outros do mesmo grupo provavelmente apresentam propriedades semelhantes. Em vez de cair na onda dos superalimentos, é melhor consumir uma variedade de alimentos nutritivos, já que muitos são prontamente disponíveis, baratos e saborosos. O resultado será uma "superdieta".

PRECISAMOS DE SUPLEMENTOS?

A DEFESA

Suplementos vitamínicos e minerais podem ajudar a garantir uma ingestão otimizada de nutrientes, equilibrando déficits relacionados a condições de saúde, idade ou restrições alimentares. O uso pode ser recomendado para pessoas com necessidades nutricionais elevadas ou em risco potencial de deficiência nutritiva; pessoas que seguem dietas veganas, por exemplo, devem tomar vitamina B12.

A ACUSAÇÃO

Suplementos vitamínicos e minerais não podem compensar maus hábitos alimentares. Alguns estudos indicam que eles oferecem poucos benefícios para quem não apresenta deficiência nutricional. Ao contrário dos nutrientes nos alimentos, que integram uma estrutura exclusiva que maximiza a absorção, os nutrientes dos suplementos são isolados. Altas doses podem inibir a absorção de nutrientes e até prejudicar a saúde.

AQUECER E COMER

Cozinhar alimentos os torna seguros para consumo, já que o uso de altas temperaturas em itens como carne e peixe elimina bactérias nocivas (como a salmonela e a campylobacter) que causam intoxicação alimentar. O cozimento também facilita a digestão e realça o sabor, a textura e a aparência. O método de preparo (ver p. 57) também afeta o valor nutricional. Por exemplo, verduras como brócolis e repolho perdem mais vitaminas hidrossolúveis (ver p. 22) quando são fervidas do que quando são cozidas a vapor, fritas ou assadas. Para cada alimento, cada método de cozimento tem vantagens e desvantagens (ver abaixo e na página ao lado).

MÉTODO DE COZIMENTO	PRÓS	CONTRAS
FERVURA 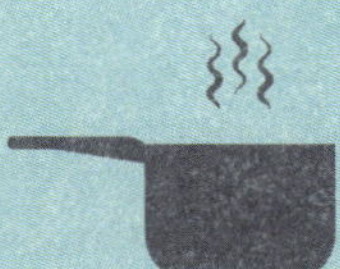	Este método de cozimento rápido e simples torna comestíveis alimentos ricos em amido, como o arroz. A fervura também ajuda a amaciar paredes celulares dos vegetais, facilitando o acesso do organismo a nutrientes como carotenoides em vegetais.	Durante a fervura, vitaminas do complexo B e vitamina C são liberadas na água do cozimento. O brócolis, por exemplo, perde 44% de sua vitamina C quando fervido — se cozido a vapor, apenas 24% se perdem. O sabor também pode diminuir com a fervura.
COZIMENTO A VAPOR 	Um método versátil de cozimento, o vapor é uma escolha popular para peixes e vegetais. Ele ajuda a manter vitaminas hidrossolúveis, antioxidantes, cor e textura devido aos períodos mais curtos de cozimento e à ausência de contato direto com a água.	O vapor (como a fervura) pode fazer certos alimentos perderem o sabor. No entanto, estimulantes alimentares naturais, como fatias de limão, cebolas, ervas, alho e gengibre podem ser adicionados à panela a vapor para ajudar a incrementar o sabor.

MÉTODO DE COZIMENTO	PRÓS	CONTRAS
FRITURA	Fritar alimentos na gordura, como o óleo, favorece a absorção de carotenoides e vitaminas lipossolúveis. Alguns óleos adicionam gorduras monoinsaturadas que fazem bem ao coração. Saltear ou colocar o alimento na air fryer permite o cozimento rápido, o que ajuda a preservar os nutrientes.	Todos os tipos de fritura — para refogar, selar ou imergir em óleo — adicionam gorduras e calorias. Fritar acima de 120°C pode criar carcinógenos: aminas heterocíclicas (HCAs) em carne e peixe, e acrilamida em alimentos ricos em amido.
ASSAR	Assar peixe, frango e vegetais embrulhados em papel alumínio ou papel-manteiga ajuda a preservar a umidade e os nutrientes sem adicionar gordura. Usar óleo em spray para assar carnes, batatas e vegetais também reduz a gordura.	Assim como no caso da fritura, assar certos alimentos (batata, carne ou peixe) pode formar elementos químicos causadores de câncer. Para reduzir esses químicos, minimize o escurecimento e reduza o tempo de cozimento (com segurança).
GRELHADOS E CHURRASCOS	A gordura da carne derrete e escorre na grelha, reduzindo calorias e gorduras. Esses métodos também intensificam o sabor dos alimentos e são mais seguros quando a comida é preparada em temperaturas mais baixas e não é queimada.	Carnes ou peixes grelhados ou em churrasco formam hidrocarbonos aromáticos policíclicos (PAHs), que são associados ao câncer. Compostos formados ao fritar ou assar também podem ser produzidos quando se grelha ou se faz churrasco.
MICRO-ONDAS	O uso de pouca água e o cozimento rápido significam que nutrientes são retidos (p. ex., ervilhas congeladas cozidas no micro-ondas retêm 30% mais vitamina C do que quando fervidas). O micro-ondas também é útil para reaquecer sobras.	Alguns recipientes de plástico não apropriados para micro-ondas podem transferir substâncias químicas nocivas ao alimento. Cozinhar alimentos com água em excesso ou descobertos facilita que passem do ponto ou que haja fervura de novo.

IDADES

E

FASES

Da infância à velhice, é importante ter uma dieta variada e saudável que se adapte aos requisitos nutricionais de um organismo em evolução. Durante a infância e a adolescência, as necessidades nutritivas e energéticas são altas para amparar o crescimento e o desenvolvimento rápido. A gestação e a lactação também aumentam a exigência de certos nutrientes, assim como mudanças que acontecem na meia-idade e nos anos posteriores. Conhecer as necessidades do organismo em fases diferentes ajuda a manter o bem-estar ao longo da vida.

CRIANÇAS

A TMB de bebês e crianças é de 1,5 a 2 vezes maior que a de adultos.

ADULTOS

Por serem maiores e terem maior proporção muscular, os homens tendem a ter uma TMB maior que a das mulheres.

A TMB aumenta devido ao ganho de massa corporal e mudanças fisiológicas associadas à gravidez. A TMB também aumenta durante a amamentação.

GRAVIDEZ E AMAMENTAÇÃO

O músculo usa mais energia para funcionar do que a gordura. É frequente a redução de massa muscular na velhice, levando a uma redução da TMB.

ADULTOS MAIS VELHOS

UMA QUESTÃO DE QUEIMA

O termo metabolismo se refere às reações químicas de queima de calorias que ocorrem nas células do organismo para preservar a vida. A velocidade desses processos, a taxa metabólica basal (TMB), é influenciada por fatores como genética, composição corporal, peso e idade (ver pp. 12-13). A TMB é mais alta no nascimento, pois bebês e crianças pequenas precisam de mais energia para crescer e se desenvolver. O músculo é metabolicamente mais ativo do que a gordura, portanto, queima mais calorias. Isso significa que a perda de massa muscular associada ao envelhecimento contribui para uma queda na TMB. A maneira mais efetiva de dinamizar o metabolismo é construir músculos através de atividades físicas.

NUTRIÇÃO NOS PRIMEIROS ANOS

Do nascimento aos doze meses, o bebê passa pela fase de crescimento mais acelerado de toda a vida. O leite (materno ou fórmula) deve ser a única fonte de nutrição nos primeiros seis meses. Após esse tempo, as reservas de certos nutrientes (p. ex., ferro) começam a se esgotar, tornando necessária a introdução de alimentos para reabastecê-las. Antigamente esse processo era chamado de desmame, mas na atualidade muitos profissionais da saúde o chamam de alimentação complementar. Introduzir alimentos sólidos ajuda a desenvolver os músculos necessários para a mastigação e a fala. Durante esse período, é importante aumentar gradualmente a quantidade, a variedade e a textura dos alimentos na dieta do bebê.

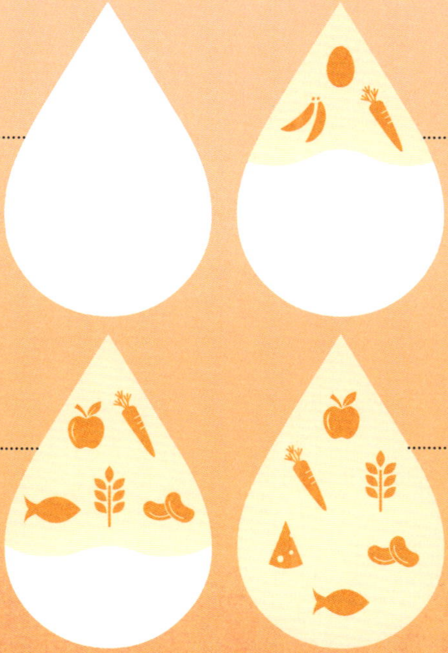

0 A 6 MESES

Antes dos seis meses, o leite materno ou a fórmula infantil fornece todos os nutrientes e líquidos que um bebê precisa para crescer e se desenvolver.

6 A 9 MESES

Por volta dos seis meses, pequenas quantidades de alimentos devem ser introduzidas. O objetivo é oferecer variedade e, aos poucos, aumentar a consistência.

9 A 12 MESES

Nesta idade, bebês devem ter avançado para alimentos mais sólidos e fazer três refeições por dia, que incluam alimentos de todos os principais grupos alimentares.

12 MESES A 5 ANOS

Crianças com mais de doze meses devem comer alimentos variados (ver pp. 62-63) — hábitos alimentares adquiridos nos primeiros cinco anos tendem a se estender até mais tarde na vida.

CRIAR BONS HÁBITOS

É importante criar hábitos alimentares saudáveis (ver abaixo) desde a infância, a fim de incentivar o desenvolvimento, construir ossos fortes e reduzir o risco de problemas de saúde mais tarde na vida. É um período de crescimento lento e estável, mas as necessidades de energia, proteínas e micronutrientes são relativamente elevadas em comparação ao tamanho corporal, e tendem a aumentar conforme a criança cresce. A proteína é especialmente importante para o crescimento, a manutenção e o reparo dos tecidos do corpo. Hábitos de beliscar muitas vezes se desenvolvem durante essa etapa da vida, por isso é crucial que os lanches oferecidos sejam saudáveis e ricos em nutrientes (ver p. 116).

Ao menos cinco porções de frutas e vegetais todos os dias.

A melhor fonte de energia para crianças em crescimento; inclua em cada refeição principal (em especial, grãos integrais).

Alimentos e bebidas com alto teor de sal, gordura saturada e/ou açúcares livres devem ser mínimos.

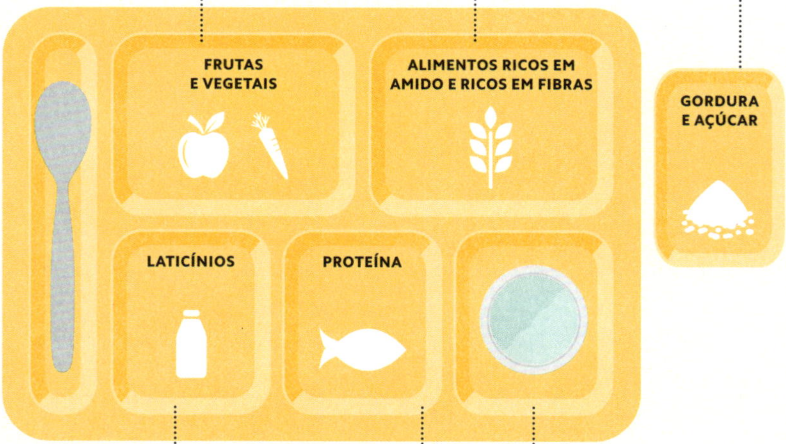

Três porções de laticínios (ou alternativa à base de plantas fortificada com cálcio) por dia.

Duas porções de proteínas por dia e pelo menos duas porções de peixes (inclusive peixes gordurosos) por semana.

Água ou leite são os melhores líquidos para beber.

FASE DE CRESCIMENTO

NUTRIENTES-CHAVE PARA ADOLESCENTES

Ferro
Essencial em todas as fases de crescimento acelerado (veja fontes na p. 34), mas a menstruação aumenta ainda mais as necessidades de ferro.

Iodo
A ingestão insuficiente pode comprometer o crescimento e afetar a função cognitiva (ver p. 37). Adolescentes que não consomem peixe ou leite — a principal fonte de iodo — devem considerar o uso de suplementos.

Gorduras ômega-3
Pesquisas indicam que o ômega-3 desempenha um papel fundamental no funcionamento do cérebro. Boas fontes incluem peixes gordurosos, amêndoas e alimentos enriquecidos com ômega-3.

Cálcio
Para a saúde dos ossos (ver p. 108), fontes que incluem laticínios e/ou não laticínios fortificados (ver p. 31) são essenciais. Adolescentes veganos podem precisar de suplementação.

O estirão de crescimento e as mudanças de desenvolvimento que acompanham os anos da adolescência aumentam as necessidades de energia e nutrientes. Para certos nutrientes (como cálcio, fósforo e ferro), as exigências são até maiores do que em adultos. No entanto, a crescente independência pode reduzir o controle que os pais ou responsáveis têm sobre o que os adolescentes comem. A pressão estética ou o interesse em questões de bem-estar animal ou ambientais também podem influenciar as preferências alimentares nessa idade. Muitas vezes adolescentes ingerem poucos nutrientes-chave (ver acima) e podem correr o risco de adquirir deficiências.

COMER E VIVER BEM

Uma alimentação saudável e balanceada (ver pp. 62-63) é fundamental em todas as fases da vida, e a idade adulta não é exceção. Entretanto, é uma etapa em que o trabalho e a vida familiar ganham protagonismo, o que significa que a alimentação saudável é muitas vezes negligenciada. Uma dieta saudável ajuda o organismo a enfrentar uma vida atribulada e o estresse, e reduz o risco de doenças cardiovasculares, obesidade, diabetes tipo 2, hipertensão e transtornos digestivos. Pesquisas revelam que muitos adultos não conseguem atingir as metas recomendadas de frutas, vegetais, fibras alimentares, peixes gordurosos, vitaminas-chave e minerais (vitaminas A e D, folato, cálcio e ferro) e, ao mesmo tempo, consomem gordura saturada, açúcar e sal em excesso.

EVITE

O consumo de álcool pode ter efeitos adversos na ovulação e na mobilidade do esperma.

LIMITE

Alguns estudos indicam que ingestão em excesso de cafeína pode impactar negativamente a fertilidade da mulher.

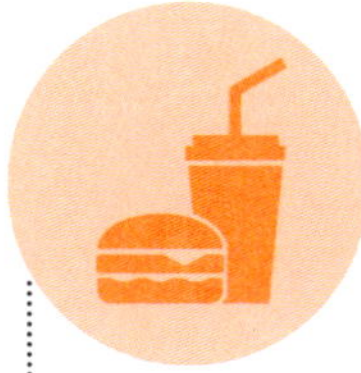

LIMITE

Uma dieta repleta de alimentos ultraprocessados e comida rica em gorduras saturadas e gorduras trans está vinculada à infertilidade.

CONSUMA MAIS

Alimentos ricos em gordura monoinsaturada podem promover a fertilidade da mulher, enquanto gorduras ômega-3 podem melhorar a qualidade do esperma.

CONSUMA MAIS

Vegetais, grãos integrais e leguminosas contêm muitos micronutrientes essenciais e antioxidantes que ajudam a promover a fertilidade.

ALIMENTOS E CONCEPÇÃO

Casais que adotam uma dieta e estilo de vida saudáveis por, pelo menos, três meses antes de tentar engravidar maximizam as chances de sucesso. Deficiências de nutrientes (como vitamina D, ferro, zinco e selênio) podem comprometer a fertilidade. Por isso, é importante manter uma dieta rica em frutas e vegetais variados, cereais de grãos integrais, proteínas de plantas e gorduras saudáveis. A suplementação de ácido fólico é recomendada para pessoas que estão tentando engravidar, pois contribui para a redução do risco de defeitos congênitos. Manter um peso saudável também é importante (ver p. 134). Um certo nível de gordura corporal é essencial para a ovulação, portanto, estar abaixo ou acima do peso pode impactar negativamente a fertilidade.

NUTRIÇÃO PARA DOIS

EVITE

- CARNE CRUA OU MAL PASSADA, AVES E MARISCOS
- FÍGADO, PATÊ E SUPLEMENTOS MULTIVITAMÍNICOS QUE CONTENHAM VITAMINA A
- LATICÍNIOS NÃO PASTEURIZADOS
- OVOS CRUS OU MAL COZIDOS
- PEIXES COM ALTO TEOR DE MERCÚRIO (P. EX. CAÇÃO, PEIXE-ESPADA, MARLIM)
- ÁLCOOL

LIMITE

- CAFEÍNA (NÃO MAIS DE 200mg POR DIA; P. EX., UMA CANECA DE CAFÉ FILTRADO OU TRÊS XÍCARAS DE CHÁ)
- PEIXES GORDUROSOS (NÃO MAIS QUE DUAS PORÇÕES POR SEMANA)

COMA/BEBA

- FRUTAS E VEGETAIS, SOBRETUDO VERDURAS
- ALIMENTOS RICOS EM FERRO (CARNE VERMELHA MAGRA, CEREAIS FORTIFICADOS E LEGUMINOSAS)
- ALIMENTOS RICOS EM FIBRAS (P. EX. FEIJÕES, GRÃOS INTEGRAIS, VEGETAIS E FRUTAS)
- LATICÍNIOS PASTEURIZADOS
- MUITA ÁGUA

Durante a gestação, a alimentação saudável dará ao bebê o melhor início de vida. As necessidades nutricionais (p. ex., cálcio e ferro) aumentam neste período, mas o organismo se adapta para absorver mais dos alimentos. Enquanto isso, a necessidade calórica aumenta apenas ligeiramente. Isso quer dizer que a dieta na gestação precisa conter alimentos densos em nutrientes (ver p. 61). As recomendações variam de país para país, mas o IOM (Institute of Medicine) em 2023 publicou novas fórmulas de cálculo de gasto energético para gestantes que variam de acordo com o estado nutricional da gestante, ou seja, se ela tem baixo peso, boa nutrição, sobrepeso ou obesa. Idealmente, antes da concepção e nas primeiras doze semanas de gestação, recomenda--se a suplementação diária de 400mcg de ácido fólico, além da suplementação de 10mcg de vitamina D ao longo de toda a gravidez. Quem segue dietas veganas e vegetarianas também precisa suplementar iodo, gorduras ômega-3 e vitamina B12.

BENEFÍCIOS PARA OS SEIOS

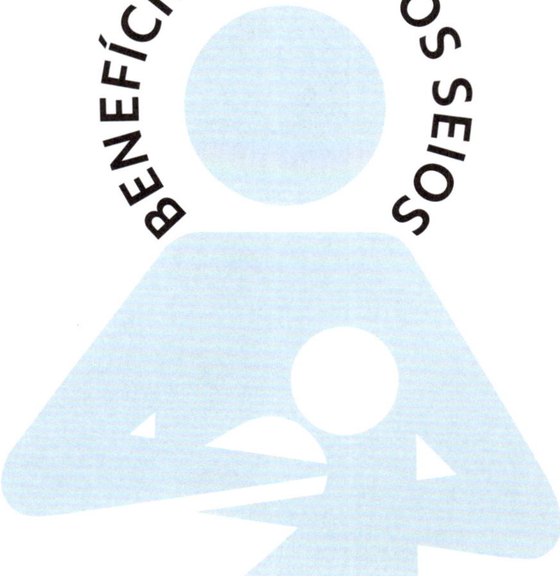

Para quem pode, amamentar traz benefícios à mãe e ao bebê. A amamentação pode ajudar a proteger os bebês contra doenças e problemas de saúde de curto e longo prazo (p. ex., infecções e alergias, bem como doenças cardiovasculares, diabetes tipo 2 e obesidade). Para mulheres, a amamentação também reduz o risco de câncer de mama e ovários, obesidade e doenças cardiovasculares. Amamentar aumenta a necessidade por líquido, energia, proteínas e a maioria das vitaminas, como cálcio, fósforo, magnésio, zinco, cobre e selênio. Por isso, é essencial que a amamentação ande de mãos dadas com uma dieta nutritiva (ver pp. 62-63), com muitos grãos integrais, laticínios ou substitutos fortificados com cálcio, e uma variedade de proteínas, incluindo peixes ricos em gordura.

REDUZA ÁLCOOL E CAFEÍNA
O álcool e a cafeína podem exacerbar sintomas (p. ex., ansiedade, calores e problemas de sono). O álcool também pode contribuir para o ganho de peso.

PROTEJA O CORAÇÃO
O estrogênio estimula o organismo a produzir o "bom" colesterol HDL, que protege o coração (ver p. 104). Após a menopausa, essa proteção se perde.

COMA COM REGULARIDADE
A queda nos níveis de açúcar do sangue pode intensificar sintomas da menopausa, como irritabilidade, cansaço, baixa concentração e dores de cabeça.

COMA SOJA
Grãos de soja e produtos relacionados a ela contêm fitoestrogênios, que possuem um efeito leve semelhante ao estrogênio que pode ajudar a reduzir calores e suores noturnos.

CUIDE DO PESO
O metabolismo desacelera apenas de maneira marginal nesse período, mas, quando isso se combina a sintomas que afetam a atividade física e os hábitos alimentares, o ganho de peso é comum.

PROTEJA A SAÚDE DOS OSSOS
O declínio de estrogênio acelera a perda de cálcio dos ossos. Inclua cálcio e outros nutrientes benéficos aos ossos (ver p. 108).

LIDAR COM A MUDANÇA

Escolhas alimentares bem fundamentadas podem ajudar a aliviar alguns dos sintomas que muitas vezes acompanham a perimenopausa (o período que culmina na menopausa) e a menopausa. Embora nem todas as mulheres apresentem sintomas, o declínio de estrogênio que ocorre nesse período (geralmente entre 45 e 55 anos) aumenta o risco de outros problemas de saúde, como doenças cardiovasculares, osteoporose e ganho de peso. Contudo, mudanças no estilo de vida, como incluir exercícios regulares e seguir orientações alimentares saudáveis (ver acima), podem ajudar a reduzir o impacto desses problemas.

IDADE AVANÇADA

As mudanças fisiológicas e psicológicas que ocorrem com o avanço da idade podem causar um grande impacto na condição e nas necessidades nutricionais. Muitas pessoas descobrem uma queda de apetite quando envelhecem. Contudo, a necessidade de nutrientes permanece a mesma ou pode aumentar, o que torna essencial uma dieta densa em nutrientes (ver p. 60). Uma baixa ingestão proteica pode acentuar a perda muscular (sarcopenia), aumentando o risco de quedas. Cálcio e vitamina D são especialmente importantes para proteger os ossos; vitaminas do complexo B para a saúde cognitiva; ômega-3 para um coração saudável; e fibras para evitar que o sistema digestório fique preguiçoso.

Com a idade, o corpo se torna menos eficiente em processar certos micronutrientes.

PERMANEÇA HIDRATADO
Ingerir líquidos previne a desidratação, que é um risco, já que com a idade o corpo se torna menos sensível aos sinais da sede.

CONTROLE O GANHO DE PESO
Uma dieta rica em nutrientes em vez de repleta em alimentos energeticamente densos evita o ganho excessivo de peso, que muitas vezes acompanha a perda natural de massa muscular e a queda da taxa metabólica que ocorrem com a idade.

OTIMIZE AS REFEIÇÕES
Basear refeições, lanches e bebidas em torno de alimentos densos em nutrientes pode ajudar a garantir uma nutrição adequada, mesmo quando o apetite é reduzido.

EVITE A PERDA MUSCULAR
Uma drástica perda muscular (sarcopenia) aumenta a fragilidade, que mais tarde limita a mobilidade e é muitas vezes acompanhada de rápida perda de peso.

SAÚDE
DA CAB
AOS PÉ

E Ç A

S

A alimentação afeta todas as partes do corpo, de olhos, dentes e pele a coração, ossos e articulações. No centro está o microbioma intestinal, que não somente impacta a saúde do sistema digestório como, também, interage com outras partes do corpo, como sistema imunológico e cérebro. A interconexão revela como os nutrientes que auxiliam uma área do corpo são capazes de influenciar outra, ressaltando a importância de uma dieta repleta de nutrientes para a saúde de todo o organismo.

ALIMENTO PARA O CÉREBRO

O cérebro depende da boa nutrição (ver abaixo) e usa glicose como principal combustível para células nervosas com fome de energia. O ácido graxo ômega-3 DHA é encontrado nas membranas celulares, e é essencial para transmitir informações entre as células nervosas no cérebro (neurônios) e na medula espinhal. Iodo, ferro e zinco auxiliam a função cognitiva normal (isto é, todos os processos que afetam memória, atenção, pensamento, raciocínio e resolução de problemas), e permanecer hidratado é a chave, uma vez que o cérebro é composto por cerca de 75% de água. A colina, nutriente proveniente de ovos, laticínios, carnes, frango, peixes, feijões, nozes e verduras também é importante, já que produz acetilcolina, um neurotransmissor que auxilia o cérebro e a função nervosa, e também a memória.

NUTRIÇÃO-CHAVE

DHA
Importante para manter o desempenho do cérebro. Encontrado em peixes gordurosos.

Iodo
Essencial para a função cognitiva ao longo da vida.
Ver p. 37.

Ferro
Contribui para a função normal cognitiva.
Ver p. 34.

Complexo B
Auxilia a função cognitiva.
Ver pp. 24-25.

NUTRIÇÃO-CHAVE

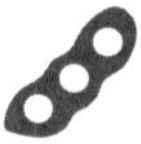

Proteína
Ajuda o organismo a produzir queratina, que fortalece os cabelos.
Ver pp. 70-71

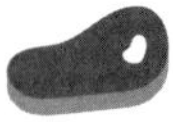

Biotina (vitamina B7)
Pode auxiliar no crescimento saudável dos cabelos.
Ver pp. 24-25

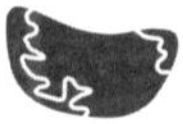

Selênio
Mantém os cabelos saudáveis, mas em excesso (de suplementos) pode causar perda capilar.
Ver p. 36.

Zinco
Auxilia a saúde capilar, principalmente o crescimento dos cabelos. Ver p. 35.

NUTRINDO AS RAÍZES

A condição capilar reflete diretamente a qualidade da alimentação, já que cada folículo capilar precisa de um suprimento de energia e nutrientes (ver acima) para alimentar as células da raiz capilar. Quando a ingestão de nutrientes é inadequada — talvez como consequência de doenças ou dietas extremas —, o crescimento dos cabelos é prejudicado e, após cerca de três meses, pode ocorrer afinamento ou queda. Consumir alimentos ricos em proteínas ajuda a garantir a produção da proteína queratina, que confere ao cabelo estrutura e força; a falta de queratina deixa os cabelos frágeis e quebradiços. A anemia por deficiência de ferro (ver p. 152) também pode causar perda de cabelo, portanto, é aconselhável o consumo de muitos alimentos ricos em ferro.

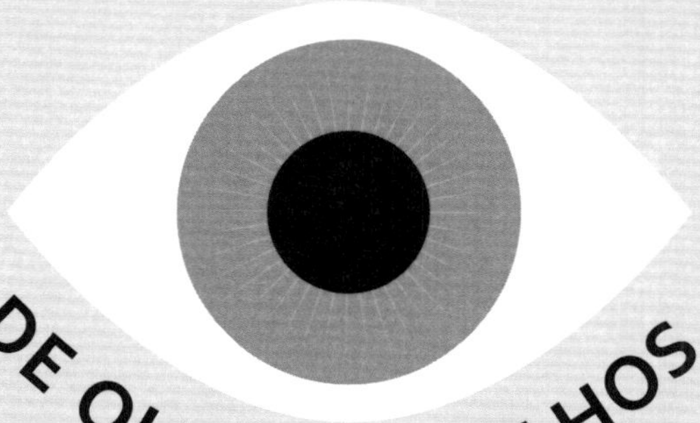

DE OLHO NOS OLHOS

Uma dieta boa para a visão, rica em nutrientes-chave (ver abaixo), pode proteger os olhos e reduzir o risco de catarata e degeneração macular relacionada à idade (DMRI), ambas capazes de comprometer a visão. A vitamina A é essencial para enxergar na luz fraca. O antioxidante da luteína, da zeaxantina e das vitaminas C e E pode prevenir a oxidação que causa a turvação do cristalino e resulta em cataratas. O zinco também é importante, pois é altamente concentrado no olho, e atua em conjunto com a vitamina A para preservar a boa visão. Manter níveis saudáveis de glicose sanguínea (ver p. 135) e colesterol (ver p. 136) também ajuda a prevenir danos aos vasos sanguíneos que irrigam os olhos.

NUTRIÇÃO-CHAVE

Vitamina A
Ela se transforma em um pigmento na retina que auxilia a enxergar na luz fraca. Ver p. 23.

Luteína e zeaxantina
Encontradas em todas as verduras, estes potentes antioxidantes parecem proteger contra a DMRI.

Vitamina C
Pode proteger contra o avanço das cataratas. Ver p. 26.

DHA
A gordura ômega-3 é necessária para o desenvolvimento dos olhos de bebês e contribui para a boa visão ao longo de toda a vida. Peixes gordurosos são a melhor fonte.

ÁGUA NA BOCA

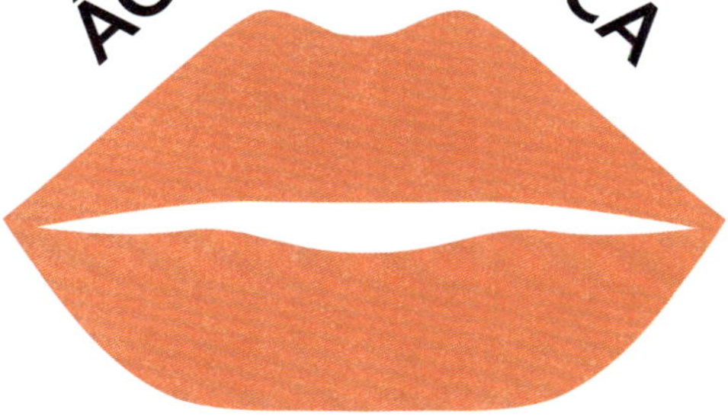

Ter uma boca saudável é garantir que os dentes e gengivas permaneçam fortes, e isso pode ser obtido por meio da boa nutrição (ver abaixo). Cálcio, fósforo e magnésio mantêm a estrutura e a força do osso maxilar e dos dentes, enquanto o flúor é importante para fortalecer o esmalte dentário. A vitamina C mantém saudável os tecidos conjuntivos, e as vitaminas A, B2, B3 e B7 preservam a umidade da mucosa. A maioria das úlceras pode ocorrer quando a imunidade está comprometida, por exemplo, em casos de estresse ou doença, ou como consequência da deficiência de ferro ou vitamina B12. A frequente exposição dos dentes ao açúcar é uma das causas principais de queda dentária (ver p. 143).

NUTRIÇÃO-CHAVE

Cálcio e fósforo
Mantêm forte o osso maxilar e conferem aos dentes sua estrutura e força.
Ver pp. 31-32.

Magnésio
Endurece o esmalte da superfície dentária, o que ajuda a evitar queda de dentes.
Ver p. 33.

Vitamina C
Mantém fortes os tecidos conjuntivos e protege contra doenças na gengiva.
Ver p. 26.

Vitamina D
Auxilia a absorção de cálcio e fósforo dos alimentos.
Ver p. 27.

CORAÇÃO PROTEGIDO

A boa nutrição é essencial para a saúde do coração, uma vez que os nutrientes-chave (ver abaixo) podem ajudar a manter o bom funcionamento do coração e da circulação, além de proteger contra doenças. Alimentos ricos em nitratos (p. ex., beterraba e verduras) estimulam a produção de um gás chamado óxido nítrico no sangue, que relaxa os vasos sanguíneos, melhora a circulação de oxigênio e nutrientes pelo organismo e ajuda a reduzir a pressão arterial. Polifenóis (encontrados em muitos alimentos de origem vegetal) possuem efeito similar e também têm ação antioxidante. Gorduras saturadas e gorduras trans são associadas ao colesterol "ruim" LDL (ver p. 136) e consequentes problemas cardiovasculares.

NUTRIÇÃO-CHAVE

Gorduras ômega-3
Ajudam a diminuir inflamações, mantêm os vasos sanguíneos saudáveis e regulam a pressão arterial e os batimentos cardíacos (encontradas em peixes gordurosos).

Magnésio
Necessário para as contrações musculares que conferem batimentos cardíacos estáveis. Ver p. 33.

Vitamina C
Ajuda a produzir o colágeno, que é vital para vasos sanguíneos saudáveis. Ver p. 26.

Potássio
Atua com o sódio para controlar a pressão arterial. Ver p. 30.

CIRCULAÇÃO DE NUTRIENTES

NUTRIÇÃO-CHAVE

Ferro
Componente da hemoglobina, que transporta oxigênio pelo organismo. Ver p. 34.

Vitaminas B
Vitaminas B2, B6, B9 e B12 são vitais para a produção de hemácias saudáveis. Ver pp. 24-25.

Água
O sangue é composto por 90% de água, então permanecer hidratado evita queda no volume sanguíneo.

Vitamina C
Ajuda o sangue a absorver ferro de alimentos à base de plantas. Ver p. 26.

O sangue leva os nutrientes até as células, mas também requer vitaminas e minerais para si próprio. Sem os nutrientes-chave (ver acima), o sangue fica sem hemácias, o que pode causar anemia (ver p. 152) e, se sub-hidratado, fica grosso, dificultando para o coração bombeá-lo pelo corpo. Cálcio e vitamina K também são nutrientes essenciais que ajudam o sangue a coagular, enquanto o cobre facilita a transportar ferro pelo organismo. Assim, a deficiência de cobre também pode gerar anemia.

ALIMENTAÇÃO PARA O INTESTINO

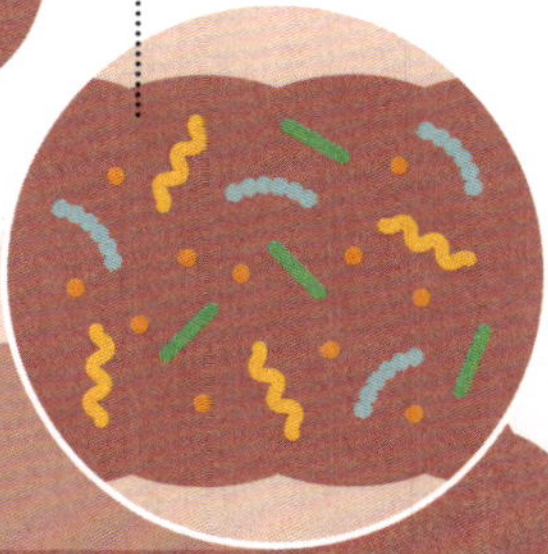

O intestino grosso é lar de cerca de 100 trilhões de microrganismos (conhecidos como microbioma intestinal, ver pp. 54-55). Pesquisas indicam que o equilíbrio dos microrganismos intestinais impacta muitos aspectos da saúde. Uma dieta variada e rica em fibras favorece a digestão (ver pp. 20-21) e contribui para o equilíbrio saudável entre as bactérias intestinais "boas" e as potencialmente prejudiciais. Quando as fibras são fermentadas pelas bactérias intestinais, produzem ácidos graxos de cadeia curta (AGCC), que alimentam e fortalecem a mucosa intestinal. Fibras prebióticas alimentam as "boas" bactérias, enquanto os probióticos aumentam a diversidade intestinal.

NUTRIÇÃO-CHAVE

Prebióticos
Fibras não digeríveis encontradas em muitos alimentos de origem vegetal alimentam as "boas" bactérias intestinais.

Probióticos
Produtos fermentados (como o kimchi) adicionam bactérias benéficas ao microbioma intestinal.

Polifenóis
Bactérias intestinais transformam esses compostos, encontrados em todos os alimentos de origem vegetal, em substâncias que melhoram a saúde.

Água
A água faz o alimento se mover pelos intestinos e ajuda a prevenir constipação.

NUTRIÇÃO-CHAVE

Selênio
Ajuda a fortalecer a reação do organismo a infecções e produz novas células imunológicas.
Ver p. 36.

Vitamina C
Protege o sistema imunológico neutralizando radicais livres prejudiciais às células.
Ver p. 26.

Vitamina D
Reduz reações inflamatórias e ajuda a regular as funções do sistema imunológico.
Ver p. 27.

Zinco
Produz novas células imunológicas e ajuda a comunicação entre elas.
Ver p. 35.

O sistema imunológico é uma rede complexa de células, tecidos e órgãos que destrói toxinas, protege contra germes e combate mutações celulares que causam doenças como o câncer. Uma dieta variada e rica em vegetais contribui para a saúde do sistema imunológico, fornecendo a ele nutrientes-chave (ver acima), vitaminas (A, B6, B9, B12) e minerais (ferro e cobre). Esses nutrientes atuam de muitas formas: ajudam a produzir células imunológicas, auxiliam a comunicação entre elas e melhoram as reações a infecções. Estudos também indicam que a chave para um sistema imunológico forte é um microbioma intestinal saudável (ver página ao lado).

ESTIMULAR A IMUNIDADE

OSSO DURO DE ROER

Ossos fortes e saudáveis dependem de uma boa nutrição (ver abaixo), e para isso o nutriente mais importante é o cálcio. Os primeiros trinta anos de vida são primordiais na construção dos ossos, principalmente durante o estirão de crescimento na adolescência, portanto, quanto mais cálcio depositado nos ossos nesta fase, mais protegidos contra a osteoporose durante o envelhecimento eles se tornam (ver p. 150). A vitamina D ajuda o organismo na absorção e na utilização de cálcio, enquanto a vitamina C é necessária na produção de colágeno, uma proteína essencial para a formação dos ossos. No entanto, ingerir retinol (vitamina A) em excesso — sobretudo a partir de suplementos e do consumo frequente de fígado e seus derivados — faz os ossos perderem a força, ao reduzir a densidade mineral.

NUTRIÇÃO-CHAVE

Cálcio
Essencial para o crescimento saudável dos ossos. Ver p. 31.

Vitamina D
Ajuda o organismo a absorver cálcio, promovendo o desenvolvimento saudável dos ossos. Ver p. 27.

Vitamina K
Ajuda a construir e curar os ossos ao ativar um hormônio proteico chamado osteocalcina. Ver p. 29.

Magnésio
Ajuda a endurecer e fortalecer os ossos. Ver p. 33.

AUXÍLIO PARA AS ARTICULAÇÕES

As articulações são os pontos do corpo em que dois ossos se conectam, permitindo o movimento. Cada articulação é sustentada por tendões (que ligam músculos a ossos), ligamentos (que juntam ossos a outros ossos) e cartilagem (que reveste as extremidades dos ossos e amortece as articulações, funcionando como uma almofada). Muitos nutrientes beneficiam essas partes do corpo (ver à direita). Vitamina C, manganês e cobre são necessários para formar o tecido conjuntivo, componente-chave de cada uma. Além disso, como as articulações fazem parte do sistema musculoesquelético, a dieta também precisa favorecer a saúde dos ossos e dos músculos (ver pp. 108 e 110).

NUTRIÇÃO-CHAVE

Vitamina C
Promove a saúde do tecido conjuntivo.
Ver p. 26.

Manganês e cobre
Auxiliam a formação normal do tecido conjuntivo.
Ver pp. 38-39.

Vitamina K
Atua com proteínas na cartilagem para auxiliar sua função.
Ver p. 29.

Gorduras ômega-3
Podem atenuar inflamações. Peixes gordurosos são a melhor fonte.

MÚSCULOS FORTES

Quase metade de toda a proteína no organismo está contida nos músculos. Por isso, é essencial uma dieta rica em proteínas para crescimento e reparo muscular. Cálcio, magnésio e potássio possibilitam aos músculos contrair e relaxar, enquanto a vitamina D os ajuda a funcionar ao máximo. Se esta última estiver em falta, podem ocorrer fraqueza e dor muscular. A construção muscular depende da ingestão adequada de proteínas, combinada a exercícios de resistência, como levantamento de peso. Após o treino, também é essencial consumir calorias e carboidratos suficientes para reabastecer os estoques de glicogênio, para que o tecido muscular se regenere.

NUTRIÇÃO-CHAVE

Proteína
Essencial para a construção e preservação da massa muscular. Ver pp. 70-71.

Cálcio
Ajuda a transmitir impulsos nervosos, que ativam a contração muscular. Ver p. 31.

Magnésio
Essencial para o relaxamento muscular e para a prevenção de câimbras. Ver p. 33.

Potássio
Necessário para a contração muscular e funções gerais. Ver p. 30.

> Quando a pele é exposta à luz do sol, o organismo consegue produzir vitamina D.

SUSTENTO PARA A PELE

Certos nutrientes fornecem a base para uma pele saudável e permitem que ela cumpra seu papel como barreira natural contra vírus e bactérias. Esses nutrientes-chave (ver abaixo) não somente regeneram e reparam a pele danificada, como também possuem ação antioxidante, combatendo radicais livres ligados ao envelhecimento precoce. Gorduras boas também auxiliam a saúde da pele — os ácidos graxos ômega-3, por exemplo, reduzem inflamações, enquanto gorduras monoinsaturadas podem proteger contra o envelhecimento cutâneo. Limitar o consumo de açúcar também pode prevenir o enfraquecimento de colágeno e elastina — proteínas essenciais que garantem a firmeza, a estrutura e a elasticidade da pele.

NUTRIÇÃO-CHAVE

Vitamina A
Contribui para o crescimento e a regeneração do tecido cutâneo. Ver p. 23.

Vitamina C
Estimula a formação de colágeno, que confere firmeza à pele. Ver p. 26.

Vitamina E
Ajuda a cicatrizar feridas e previne fibrose. Ver p. 28.

Zinco
Ajuda a atenuar inflamações e favorece a cicatrização de feridas. Ver p. 35.

HÁBITO ALIMEN E DIETA

S

TARES

S

O que comemos, quando, com que frequência, em que quantidade, até a velocidade com que nos alimentamos compõem nossos hábitos alimentares. Esses hábitos são moldados por diversos fatores, como familiares e amigos, preferências e crenças individuais, além de influências financeiras e culturais. Hábitos alimentares começam a ser definidos cedo, mas continuam se desenvolvendo ao longo da vida e de acordo com mudanças circunstanciais. O lugar onde vivemos (que dita a disponibilidade de alimentos), nossa saúde geral, condições clínicas e questões ambientais também moldam nossa dieta, pois influenciam de maneira significativa os alimentos que escolhemos comer.

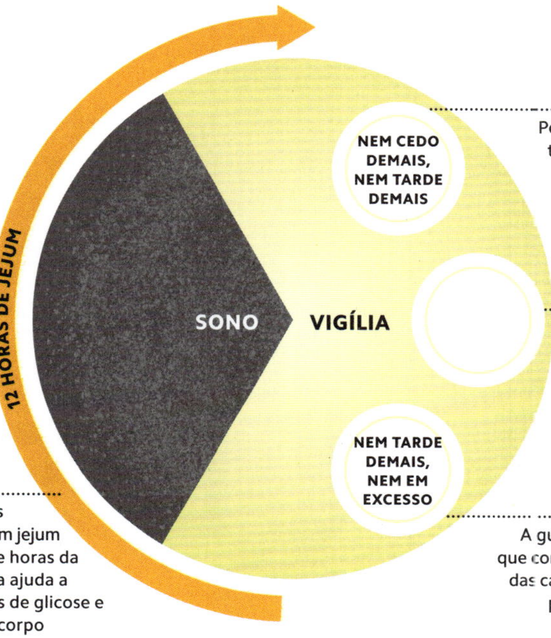

CAFÉ DA MANHÃ

Pesquisas indicam que tomar café da manhã melhora o humor, a saciedade e o desempenho cognitivo.

ALMOÇO

Comer a cada três ou quatro horas mantém o teor de glicose estável e auxilia a digestão e o metabolismo.

JANTAR LEVE

Alguns estudos sugerem que consumir a maior parte das calorias diárias à noite pode estar associado a obesidade.

12 HORAS DE JEJUM

Muitos estudos mostram que um jejum regular de doze horas da noite para o dia ajuda a controlar níveis de glicose e permite que o corpo descanse e se recupere.

HORA DE COMER

Padrões alimentares podem variar e dependem de vários fatores, como cultura, hábitos, fome, fase da vida e rotina de trabalho. Contudo, para grande parte das pessoas, a maioria das calorias é consumida em um período de doze horas entre a hora de acordar e a de ir para a cama. Alguns estudos indicam que o modo como nos alimentamos pode influenciar a ingestão de nutrientes. A descoberta mais consistente é que pular o café da manhã resulta em uma ingestão mais baixa de nutrientes-chave e em uma qualidade alimentar inferior. O impacto dos lanches (p. 116) e da frequência com que se come não é totalmente compreendido. Para alguns grupos, como crianças pequenas, idosos ou qualquer pessoa de pouco apetite, comer pouco e com frequência pode ser um padrão benéfico de alimentação. No entanto, lanches muitas vezes possuem taxas elevadas de gordura, açúcar e/ou sal, e não fornecem o mesmo valor nutricional de uma refeição.

UM CICLO NEGATIVO

Pular refeições pode ter efeito adverso na saúde de longo prazo, no bem-estar mental e no desempenho físico. Um estudo de grande escala nos EUA sobre adultos com mais de 40 anos identificou que fazer apenas uma refeição por dia estava associado a taxas mais altas de doenças cardiovasculares e de mortalidade. Outra pesquisa revelou que jovens que pulavam o café da manhã eram mais propensos a apresentar sinais de estresse ou depressão do que os que faziam essa refeição. A glicose é o combustível número um para o cérebro, portanto, quedas nos níveis de glicose sanguínea muitas vezes desencadeiam a vontade de consumir lanches gordurosos e açucarados que prometem energia instantânea, um padrão de escolhas alimentares ruins que pode se firmar rapidamente.

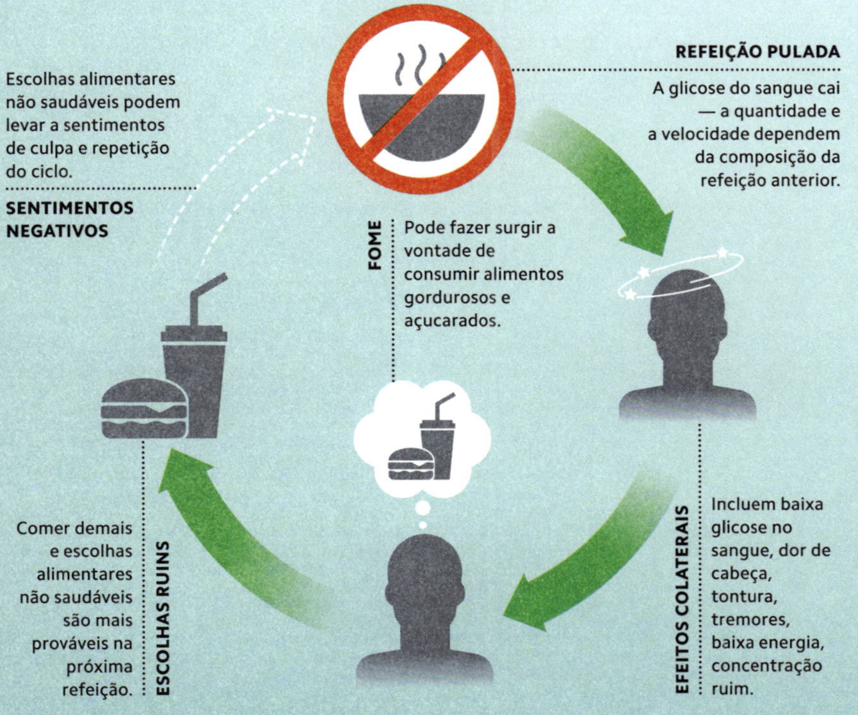

REFEIÇÃO PULADA
A glicose do sangue cai — a quantidade e a velocidade dependem da composição da refeição anterior.
EFEITOS COLATERAIS
Incluem baixa glicose no sangue, dor de cabeça, tontura, tremores, baixa energia, concentração ruim.
FOME
Pode fazer surgir a vontade de consumir alimentos gordurosos e açucarados.
ESCOLHAS RUINS
Comer demais e escolhas alimentares não saudáveis são mais prováveis na próxima refeição.
SENTIMENTOS NEGATIVOS
Escolhas alimentares não saudáveis podem levar a sentimentos de culpa e repetição do ciclo.

UMA MORDIDA RÁPIDA

Definido como qualquer alimento consumido entre refeições, o lanche pode contribuir de maneira positiva na ingestão nutricional diária. Ele pode prevenir queda nos níveis de glicose, promover um aumento útil de energia e ajudar a driblar a fome, reduzindo o risco de comer demais na refeição seguinte. Para quem tem pouco apetite, lanches podem ajudar a manter a boa nutrição. No entanto, há muitos lanches processados e que contêm muitas calorias, gorduras saturadas, açúcar e sal, portanto, seu consumo excessivo pode contribuir para problemas de saúde como obesidade e queda dentária. Lanches mais saudáveis (ver abaixo) têm menos ingredientes como esses, contêm menos calorias e oferecem nutrientes-chave, como proteínas, fibras, vitaminas e minerais.

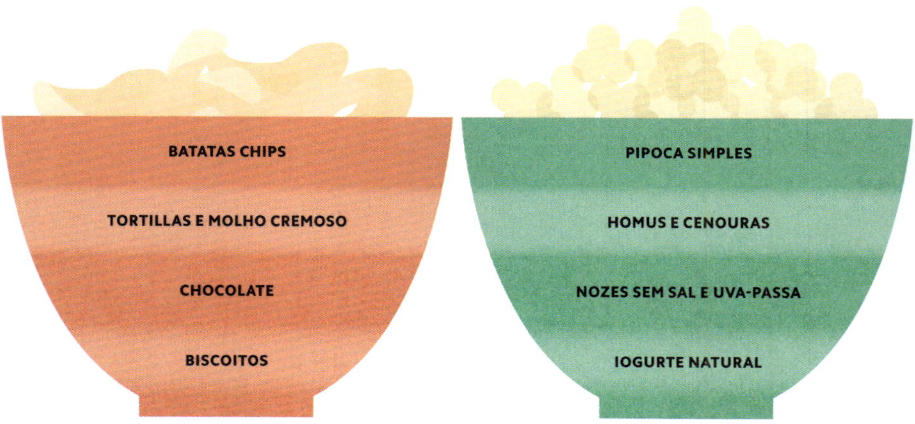

Escolhas mais saudáveis
Ter um estoque de alimentos como os da tigela verde, e não os da tigela vermelha, vai garantir lanches mais saudáveis sempre à mão.

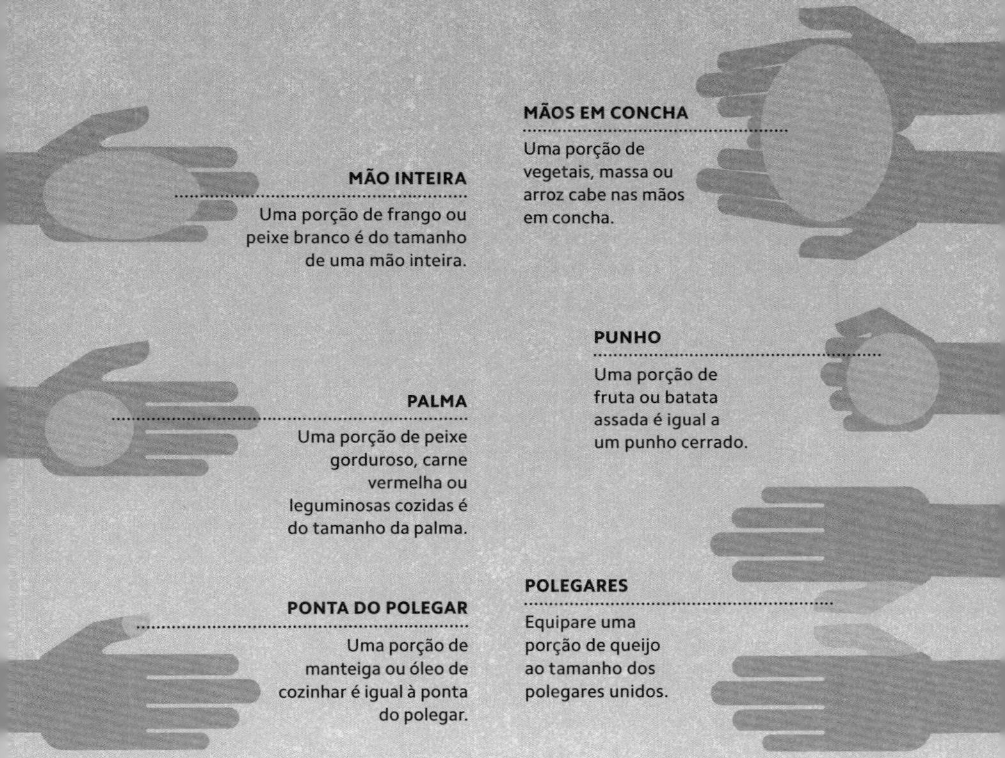

MÃO INTEIRA

Uma porção de frango ou peixe branco é do tamanho de uma mão inteira.

MÃOS EM CONCHA

Uma porção de vegetais, massa ou arroz cabe nas mãos em concha.

PALMA

Uma porção de peixe gorduroso, carne vermelha ou leguminosas cozidas é do tamanho da palma.

PUNHO

Uma porção de fruta ou batata assada é igual a um punho cerrado.

PONTA DO POLEGAR

Uma porção de manteiga ou óleo de cozinhar é igual à ponta do polegar.

POLEGARES

Equipare uma porção de queijo ao tamanho dos polegares unidos.

E A QUANTIDADE?

O controle de porções é a chave para uma dieta balanceada e para o controle de peso (ver p. 134). O tamanho adequado das porções varia conforme fatores como idade, gênero e nível de atividade. Como um guia simples, as mãos são um bom ponto de partida para muitos alimentos (ver acima). Esse método funciona porque pessoas com corpos menores, que frequentemente necessitam de porções menores, tendem a ter mãos menores. Use o apetite como referência, mas busque uma ingestão diária de cinco porções de frutas e vegetais; três a quatro porções de alimentos ricos em amido e fibras; duas a três porções de laticínios ou alternativas (ver pp. 68-69); e duas porções de alimentos ricos em proteínas.

GATILHOS ALIMENTARES

As pessoas comem por muitos motivos além da fome. Muitas vezes, o ato de comer tem mais a ver com hábito ou com a satisfação de necessidades emocionais do que com fornecer ao corpo a energia e os nutrientes de que ele necessita. Isso pode resultar em um excesso calórico na dieta e em ganho de peso. Com frequência as pessoas usam a comida como recompensa, para comemorar ou para combater emoções como tédio, solidão, ansiedade ou tristeza. Certas pessoas, lugares e situações também podem atuar como gatilhos para comer, mesmo sem fome. Manter um diário alimentar e de humor pode ajudar a identificar esses gatilhos (ver abaixo), para que estratégias possam ser adotadas para reconhecer e minimizar a alimentação sem fome.

IDENTIFICANDO O GATILHO

Emoções
Qualquer emoção pode ativar a urgência de comer. Para evitar a alimentação emocional, escolha fazer outra coisa até a urgência passar, como ligar para um amigo ou ouvir música.

Lugares
Em certos lugares, é comum lanchar (como no ambiente de trabalho). Trocar petiscos muito açucarados por alternativas mais saudáveis (frutas, por exemplo) é uma solução útil.

Pessoas
Pode ser difícil comer de maneira saudável ou manter porções apropriadas quando a comida é preparada por outras pessoas. Para combater isso, alerte as pessoas sobre seus limites.

Eventos sociais
Muitas vezes, comida e eventos sociais andam de mãos dadas — especialmente com álcool (ver p. 80). Coma um lanche saudável com antecedência para evitar chegar com fome.

PARE E PENSE

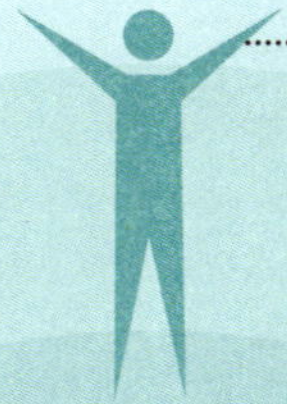

OUÇA SEU CORPO

Pratique reconhecer quando se sente satisfeito.

COMA DEVAGAR E MASTIGUE ADEQUADAMENTE

Leva vinte minutos para o estômago enviar sinais ao cérebro de que está cheio.

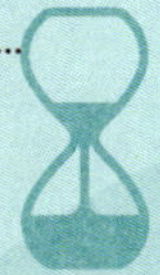

CONCENTRE-SE NA COMIDA

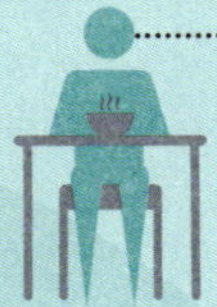

Sente-se à mesa e dê atenção total ao alimento. Saboreie cada mordida.

NÃO FAÇA VÁRIAS COISAS

Evite distrações, como TV, computador ou celular.

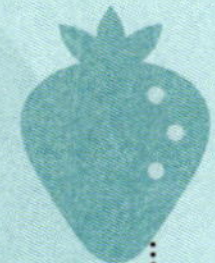

ENVOLVA OS SENTIDOS

Note a cor, o sabor, a textura e o aroma do alimento que está ingerindo.

A alimentação consciente incentiva a pessoa a se concentrar no momento e se tornar sensorialmente ciente do alimento e da bebida que consome. Estudos revelam que a alimentação consciente pode melhorar a digestão, auxiliar a regular o apetite, tornar as refeições mais satisfatórias e promover uma relação mais saudável com a comida. Embora a perda de peso não seja o foco da alimentação consciente, muitas vezes ela contribui para esse objetivo, já que estar ciente do que se consome e comer a um ritmo mais lento permite que o corpo reconheça mais facilmente quando está satisfeito.

RÓTULOS DE ALIMENTOS

Os rótulos em comidas embaladas exibem informações importantes sobre ingredientes, valor energético (kcal) e nutrientes — às vezes incluindo vitaminas e minerais contidos. Rótulos também podem indicar a quantidade de nutrientes-chave em uma porção padrão do alimento — geralmente expressa como porcentagem dos valores recomendados ou quantidade diária recomendada. Por lei, um rótulo também deve destacar os alérgenos principais presentes no alimento, como laticínios, glúten, nozes ou trigo — para que as pessoas alérgicas identifiquem quais alimentos são seguros para seu consumo.

ALTO CONTEÚDO DE	ALIMENTOS SÓLIDOS E SEMISSÓLIDOS	LÍQUIDOS
AÇÚCAR ADICIONADO	15g ou mais por 100g de alimento	7,5g ou mais por 100ml de alimento
GORDURA SATURADA	6g ou mais por 100g de alimento	3g ou mais por 100ml de alimento
SÓDIO	600mg ou mais por 100g de alimento	300mg ou mais por 100ml de alimento

Valores recomendados
No Brasil se usa a rotulagem frontal para destacar e alertar para o alto teor de alguns ingredientes prejudiciais à saúde,com base nas regras estabelecidas pelo governo (acima).

O QUE É UMA DIETA?

Embora muita gente associe o termo "dieta" a um regime de controle de calorias feito para estimular a perda de peso, seu significado é muito mais amplo. A verdadeira definição corresponde ao conjunto de alimentos e bebidas que uma pessoa habitualmente consome. O termo pode se referir a um regime específico adotado por questões de saúde, como uma dieta sem glúten, ou refletir preferências ou crenças pessoais, como a dieta vegana. Ele também pode ser usado para descrever padrões alimentares particulares a determinadas regiões (p. ex., a dieta japonesa ou a mediterrânea).

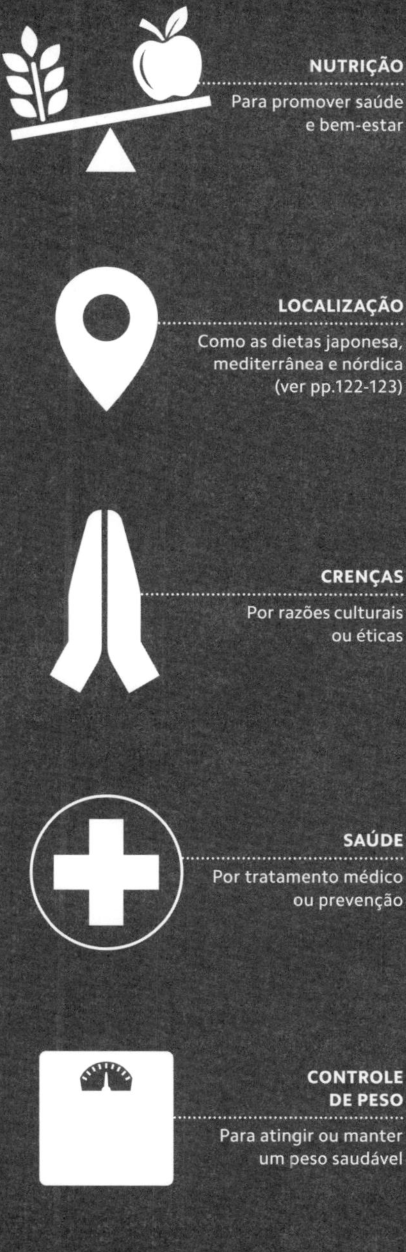
NUTRIÇÃO
Para promover saúde e bem-estar
LOCALIZAÇÃO
Como as dietas japonesa, mediterrânea e nórdica (ver pp.122-123)
CRENÇAS
Por razões culturais ou éticas
SAÚDE
Por tratamento médico ou prevenção
CONTROLE DE PESO
Para atingir ou manter um peso saudável

AS TRADIÇÕES ALIMENTARES MAIS SAUDÁVEIS

As dietas tradicionais do Japão, de países mediterrâneos e de países nórdicos são associadas a longevidade e boa saúde em idades avançadas — o Japão tem a expectativa de vida mais alta do mundo. Essas três dietas também estão vinculadas com redução de risco de doenças cardiovasculares, demência e outras enfermidades crônicas relacionadas à idade. Ainda que fatores como o estilo de vida sejam relevantes e muitos alimentos nessas dietas sejam diferentes, um tema comum é o direcionamento a alimentos sazonais, integrais, frutos do mar, frutas, vegetais e pequenas quantidades de carne e laticínios.

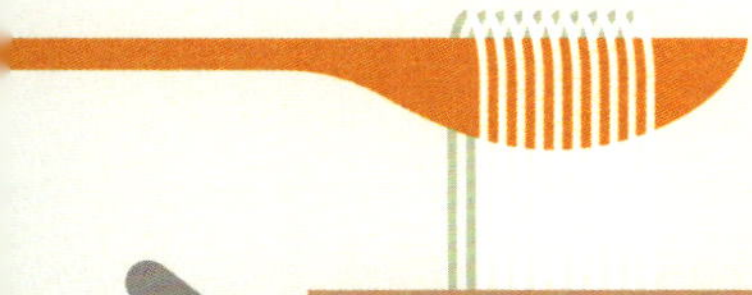

Japão
Tem a mais alta taxa de centenários do mundo (especialmente na ilha de Okinawa).

ALIMENTOS POPULARES	ALIMENTOS RESTRITOS	HÁBITOS ALIMENTARES
Peixes e frutos do mar, principalmente salmão, atum e cavala	Carne – pequenas quantidades de porco e frango são consumidas	Porções de tamanho pequeno
Espinafre e couve	Laticínios	Ênfase em comer devagar e saboreando cada mordida
Cogumelos	Manteiga	Preferência por alimentos sazonais e cultivados localmente
Produtos com soja	Alimentos processados com alto teor de gordura e açúcar	Em Okinawa, é comum usar o mantra *"hara hachi bu"* ("coma até ficar 80% satisfeito") antes das refeições.
Alimentos fermentados		
Alga		
Arroz e macarrão		

Países mediterrâneos

Não existe uma dieta mediterrânea unificada, mas dietas mediterrâneas (p. ex., na Grécia, Itália e Turquia) compartilham algumas características.

ALIMENTOS POPULARES	ALIMENTOS RESTRITOS	HÁBITOS ALIMENTARES
Frutas e vegetais sazonais, cultivados localmente Grãos integrais Feijões e leguminosas Peixes gordurosos e mariscos Nozes e sementes Ervas frescas Alho Azeite	Carne vermelha Manteiga Alimentos processados com alto teor de gordura e açúcar	Comida caseira é comum Refeições são feitas em família Fast-foods são raros

Países nórdicos

Estudos têm associado dietas de países como Suécia, Finlândia, Noruega e Dinamarca a mais altas expectativas de vida

ALIMENTOS POPULARES	ALIMENTOS RESTRITOS	HÁBITOS ALIMENTARES
Grãos integrais (em especial centeio, aveia e cevada) Frutas (sobretudo frutas vermelhas) e vegetais (sobretudo tubérculos) Nozes Peixes gordurosos, como arenque, cavala e salmão Óleo de canola	Carne vermelha, exceto pequenas quantidades de carne de caça Alimentos processados com alto teor de gordura e açúcar	Famílias tendem a comer juntas Fast-foods são raros Ênfase em alimentos sazonais, cultivados no local e de maneira orgânica

Futuros mais verdes

Em 2016, um estudo conduzido pela Universidade de Oxford avaliou que uma mudança global para dietas com menos carnes e mais vegetais traria benefícios significativos no combate à mudança climática e mortes prematuras até 2050. O impacto seria ainda mais expressivo com a adoção de dietas vegetarianas, e maior ainda no caso das dietas veganas.

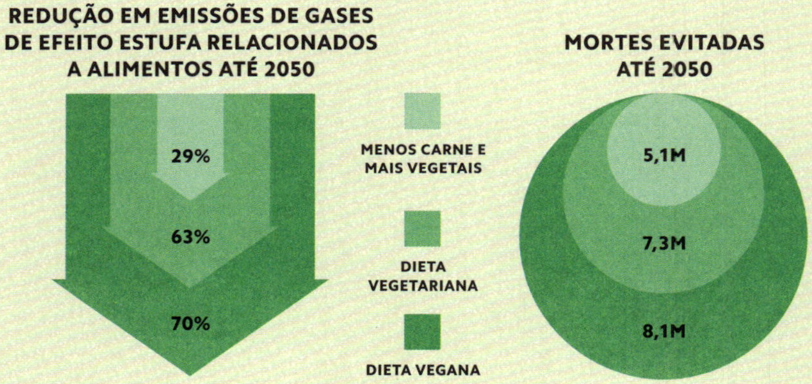

TUDO VERDE

O movimento atual rumo a dietas à base de plantas é impulsionado por evidências crescentes de que comer mais produtos de origem vegetal do que de origem animal (especialmente carne vermelha) é melhor para nossa saúde e para o planeta. Assim como apontado na pesquisa da Universidade de Oxford (ver acima), um estudo de 2019 da Harvard School of Public Health, com dados de mais de 81 mil participantes, revelou que quem consumia grandes quantidades de carne apresentava um risco mais elevado de morte prematura. A criação de animais de corte também prejudica o planeta, contribuindo para o desmatamento e emissões de gases de efeito estufa (GEE) (ver página ao lado). Dietas veganas e vegetarianas são as mais sustentáveis e, se amplamente adotadas, poderiam reduzir de forma significativa as emissões de GEE relacionadas à produção de alimentos, mas o simples fato de comer menos carne também é benéfico.

COMER PELO PLANETA

Dietas afetam a saúde individual e a do planeta. A produção de alimentos é responsável por até 30% das emissões de gases de efeito estufa (GEE) e 70% do uso de água potável disponível. A agricultura também é responsável por desmatamento, degradação do solo, poluição da água e perda de biodiversidade. Adotar uma alimentação sustentável (ver abaixo) significa escolher alimentos que causem baixo impacto ao planeta e seus recursos. Tem a ver com pensar de onde vem o alimento e sobre os hábitos de compra e cozimento, a fim de minimizar os resíduos que vão parar em aterros sanitários, onde bactérias produzem metano (um gás poluente) durante a decomposição.

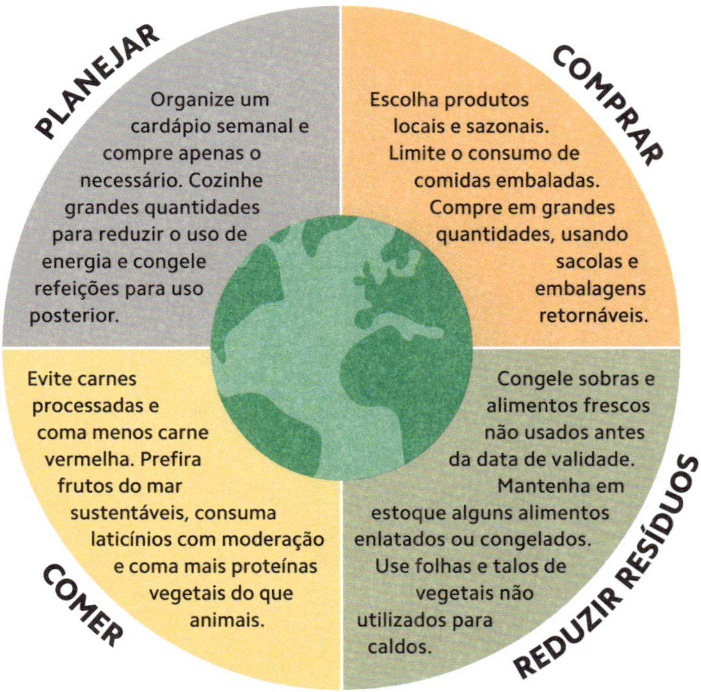

	VEGETAIS	CEREAIS FORTIFICADOS	SOJA E MICOPROTEÍNAS	LEGUMINOSAS	NOZES E SEMENTES
PROTEÍNA			Todas	Todas	Todas
GORDURAS ÔMEGA-3					Nozes, chia, cânhamo e sementes de linhaça
CÁLCIO	Verduras	Alguns (verifique rótulos)	Soja	Todas	Sementes de gergelim, amêndoas, Castanha-do--Brasil e avelãs
FERRO	Verduras	Todos	Tofu	Todos	Todos
ZINCO			Micoproteínas	Todas	Todas
SELÊNIO	Cogumelos			Grão de bico	Castanha-do--Brasil
IODO	Algas				
VITAMINA D	Cogumelos expostos a raios UV	Alguns (verifique rótulos)			
VITAMINA B12		Todos			

PLANEJAMENTO À BASE DE PLANTAS

Dietas à base de plantas oferecem vários benefícios à saúde amplamente documentados (ver p. 124), mas exigem planejamento para garantir que proporcionem todos os nutrientes necessários para a boa saúde e o bem-estar. Esse cuidado é especialmente importante para crianças, com demandas energéticas elevadas devido ao crescimento, e para pessoas com necessidades nutricionais altas, como lactantes e gestantes. Pode ser mais difícil atingir o consumo ideal de alguns nutrientes, como vitaminas D e B12, e iodo, apenas com dietas à base de plantas. Nesses casos, recomenda-se o uso de suplementos (ver p. 83) ou alimentos fortificados, como cereais matinais e bebidas vegetais à base de plantas.

QUEM COME O QUÊ?

Dietas à base de plantas variam nos alimentos que incluem, embora todas permitam frutas e vegetais (ver abaixo). Flexitarianos não eliminam nenhum grupo alimentar por completo, mas optam por comer menos carne e mais plantas em geral. Pescetarianos podem consumir tudo, exceto carne bovina e aves. Ovolactovegetarianos não consomem carne nem peixe. Ovovegetarianos não consomem carne, peixe ou laticínios. Veganos não consomem nenhum produto animal (inclusive mel). A dieta à base de plantas que uma pessoa escolhe pode depender de um ou vários fatores, incluindo questões de saúde ou atitudes referentes ao bem-estar animal ou às mudanças climáticas.

			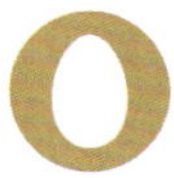		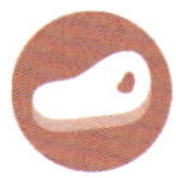	
FLEXITARIANOS	✓	✓	✓	✓	✓	✓
PESCETARIANOS	✓	✓	✓	✓		✓
OVOLACTO-VEGETARIANOS	✓	✓	✓			✓
OVO-VEGETARIANOS	✓		✓			✓
VEGANOS	✓					

O GRANDE PERDEDOR

Para quem deseja perder peso, a variedade de dietas à base de plantas torna difícil a escolha por uma delas. Para a maioria das pessoas, a chave para o sucesso é encontrar um plano que seja eficaz e viável. Há três considerações importantes. A dieta funciona? É saudável? Poderia ser seguida em longo prazo? Todos esses planos visam criar um déficit calórico, para que o corpo precise usar gordura armazenada como energia, causando perda de peso (ver também pp. 12-13). Abaixo, são avaliadas oito dietas populares.

O QUE É?		FUNCIONA?
	CONTAGEM DE CALORIAS	
As calorias de alimentos e bebidas são calculadas para ajudar a manter a ingestão dentro de um limite diário predefinido.		Este método pode ser eficaz, especialmente se aliado a atividades físicas, mas é difícil continuar contando calorias em longo prazo.
	POUCOS CARBOIDRATOS/MUITAS PROTEÍNAS	
A ingestão diária de carboidratos é restrita. Alimentos proteicos são ilimitados e ajudam a reduzir a fome, já que sua digestão é mais lenta.		Pode funcionar no curto prazo, mas baixas ingestões de carboidratos podem comprometer a ingestão de fibras. Alimentos proteicos também podem conter grande quantidade de gordura saturada.
	CLUBES DE DIETA	
Clubes de dieta em geral recomendam planos com restrição de calorias com base em sistemas de pontos especialmente designados que limitam certos alimentos.		O apoio do grupo pode manter as pessoas motivadas por mais tempo, mas pesagens em grupo podem não funcionar para certas pessoas, e o custo de adesão pode ser alto.
	DIETA CETOGÊNICA	
Dieta com baixíssimo consumo de carboidratos e alto consumo de gorduras. Estimula o organismo a quebrar gorduras, criando cetonas, que então são usadas para fornecer energia.		Ela pode estimular a perda de peso no curto prazo, mas a ingestão extremamente baixa de carboidratos (20g a 50g por dia) pode elevar o risco de doenças crônicas com o tempo.

> Aliar dieta a exercícios físicos pode acelerar a perda de peso; mesmo em repouso, os músculos queimam muito mais energia do que as gorduras.

O QUE É?	FUNCIONA?
BAIXO TEOR DE GORDURA	
Grama por grama, a gordura é duas vezes mais densa em energia do que a proteína e o carboidrato, portanto, uma dieta com baixo teor de gorduras geralmente reduzirá a ingestão calórica.	Essas dietas podem ser eficazes porque restringem calorias, mas muitas pessoas acham difícil aderir a elas por muito tempo.
ALIMENTAÇÃO COM RESTRIÇÃO DE TEMPO	
A dieta 5:2 limita a ingestão calórica a cerca de 600kcal por dois dias a cada semana. No plano 16:8, as pessoas comem dentro de um período de oito horas por dia.	Algumas pesquisas revelaram que essas dietas são seguras e causam efeito positivo na saúde, mas segui-las requer muita disciplina.
DIETA PALEOLÍTICA	
Inspirada na Idade da Pedra, essa dieta inclui carne, peixe, nozes, sementes, frutas e vegetais, mas exclui laticínios, grãos, açúcar e todos os outros alimentos processados.	Pode funcionar, provavelmente por excluir vários grupos alimentares densos em energia, mas omiti-los pode causar deficiências nutritivas.
SUBSTITUIÇÃO DE REFEIÇÕES	
Shakes dietéticos formulados, refeições prontas e barras substituem refeições e lanches normais. Alguns planos permitem uma única refeição diária regular, com controle de calorias.	Elas funcionam no curto prazo pelo corte de calorias, mas essas dietas podem ser monótonas e dificultar refeições em família ou saídas para comer.

DIETAS ESPECIAIS

Algumas condições médicas exigem que dietas específicas sejam adotadas (ver abaixo). Muitas vezes, isso acontece porque determinados alimentos ou bebidas podem agravar os sintomas ou colocar a saúde em risco, sendo necessário evitá-los ou eliminá-los por completo. É essencial consultar um nutricionista registrado ou outro profissional de saúde qualificado para saber se uma dieta é apropriada e garantir que seja equilibrada.

TIPO DE DIETA ESPECIAL	MOTIVOS PARA A DIETA ESPECIAL
Dietas com redução calórica ou de baixa energia	Reduzir massa corporal para quem está acima do peso (ver p. 134)
Dietas de exclusão e eliminação (p. ex., sem glúten, sem laticínios ou sem lactose)	Controlar doenças como a celíaca (ver p. 146) ou alergias alimentares (ver p. 148)
Dietas com aumento de calorias ou proteínas	Atender a necessidades nutricionais elevadas — por exemplo, em situações como queimaduras ou cirurgias
Dietas baixas em proteína, sódio, potássio ou fósforo	Tratar problemas renais ou hepáticos
Dietas controladas ou com baixo teor de carboidratos	Controlar níveis de glicose no sangue em pessoas com pré-diabetes, diabetes mellitus tipo 2 (ver p. 135) ou dependência de insulina
Dietas com texturas modificadas, como alimentos macios ou alimentação por sonda	Controlar disfagia (dificuldades para engolir) ou a boca ferida
Dietas com alto ou baixo teor de fibras, e dietas FODMAP	Controlar transtornos digestivos como síndrome do intestino irritável (SII) (ver p. 147)
Dietas com níveis reduzidos de colesterol	Reduzir fatores de risco associados a doenças cardiovasculares
A dieta DASH (em inglês, Dietary Approaches to Stop Hypertension).	Controlar a hipertensão (ver p. 137)

BOM DEMAIS PARA SER VERDADE?

Uma dieta pode ser considerada "da moda" se apresentar algumas características:

- ✓ Promessa de perda rápida de peso — devagar e sempre é a maneira mais segura de perder peso, e a melhor maneira de não voltar a engordar
- ✓ Demonização de certos alimentos — a menos que existam restrições médicas (ver página ao lado), não há motivo para eliminar completamente um alimento da dieta
- ✓ Promoção de alimentos miraculosos — não existem comidas ou bebidas mágicas que resultarão em perda de peso
- ✓ Promessas de soluções rápidas — produtos que promovem perda de peso sem dieta ou mudanças no estilo de vida devem ser evitados
- ✓ Baseiam-se em testemunhos e estudos de caso, sem o respaldo de pesquisas científicas
- ✓ Associam-se a suplementos ou outros produtos — tome cuidado redobrado com dietas que ficam empurrando produtos caros

Muitos planos de dietas oferecem orientações voltadas a perda de peso. Algumas são fundamentadas em pesquisas, mas outras — conhecidas como dietas da moda — surgem para empurrar um produto ou ganhar dinheiro com uma tendência. Muitas prometem soluções e resultados rápidos, mas é mais provável que resultem em deficiências nutricionais. Também pode ser difícil mantê-las — afinal, peso perdido depressa pode ser rapidamente readquirido, o que pode levar a um ciclo não saudável conhecido como "efeito sanfona". A única maneira de perder peso e ele não voltar mais é fazer mudanças alimentares de longo prazo e no estilo de vida.

DIETA

E COND

DE SAÚ

IÇÕES

DE

Comer bem pode ajudar a prevenir transtornos como doenças cardíacas, diabetes tipo 2, queda dentária, obesidade e muitos tipos de câncer. Escolhas alimentares saudáveis podem até contribuir para reverter certas condições, como colesterol alto e constipação, além de aliviar sintomas em queixas comuns, como indigestão ou insônia. Em certas condições, como anemia, pode ser necessário seguir orientações dietéticas mais específicas e, quando a comida é responsável por problemas de saúde (como na doença celíaca ou em alergias alimentares), modificar a dieta é crucial para o tratamento.

GORDURA DEMAIS

Quando a ingestão calórica supera com regularidade o gasto de energia (ver pp. 12-13), o resultado pode ser ganho de peso ou obesidade. O excesso de peso corporal aumenta o risco de muitas condições crônicas de saúde, como diabetes mellitus tipo 2 e AVC. O índice de massa corporal (IMC) é uma ferramenta prática que estima se uma pessoa está dentro da faixa de peso saudável com base em sua altura. No entanto, é o excesso de gordura corporal (especialmente na região da cintura), e não o peso, que tem relação direta com riscos à saúde (ver abaixo). Estudos indicam que a perda de peso eficaz de longo prazo exige uma estratégia combinada — uma dieta menos calórica e atividades físicas regulares. Sobrepeso e obesidade são condições complexas e pessoais, portanto, sempre consulte um profissional de saúde.

OBESO = IMC MAIOR QUE 30
SOBREPESO = IMC DE 25 A 29,9
SAUDÁVEL = IMC DE 18,5 A 24,9
ABAIXO DO PESO = IMC MENOR QUE 18,5

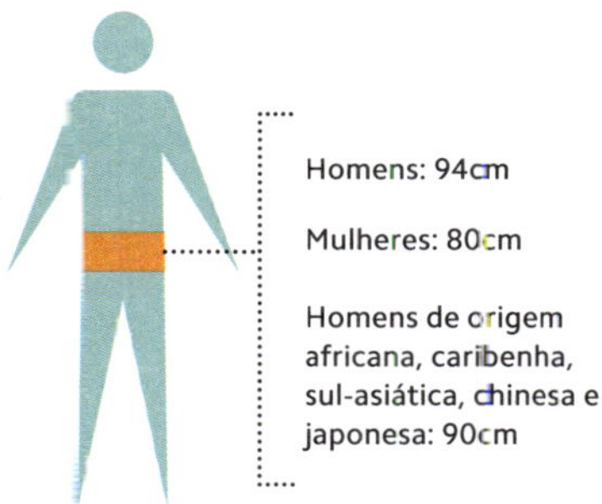

IMC
O IMC avalia o peso, não a composição corporal, portanto, é uma medida imprecisa em alguns casos. Por exemplo, atletas muito musculosos podem ter IMC alto, apesar da pouca gordura corporal.

Medida da cintura
Os limites recomendados para a circunferência da cintura variam de acordo com sexo e etnia. Alguns homens (ver acima) têm mais risco de apresentarem doenças cardiovasculares e diabetes com menos gordura corporal.

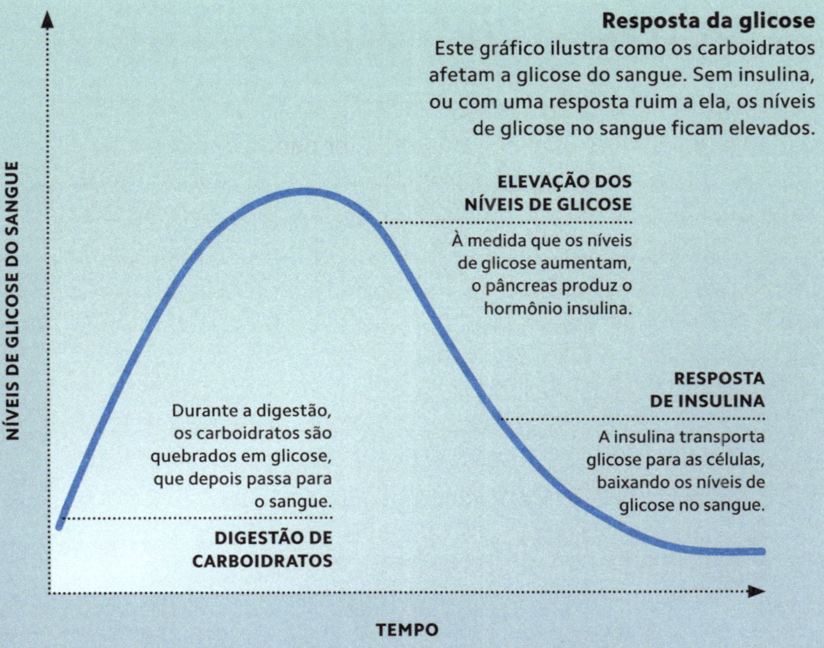

TUDO SOBRE A INSULINA

A diabetes é uma doença caracterizada por níveis elevados de glicose no sangue. Se não for tratada ou se for mal controlada, pode causar danos severos ao coração, aos olhos, rins, cérebro e nervos. No mundo todo, ela afeta um em cada dez adultos. Na diabetes tipo 1, uma doença autoimune, o pâncreas para de produzir insulina, o que exige tratamento com injeções de reposição. Na diabetes mellitus tipo 2, o corpo não consegue produzir insulina suficiente ou não responde por completo a ela (resistência a insulina), e com isso a glicose no sangue permanece elevada (hiperglicemia). Esse tipo representa 90% dos casos, e a perda de peso faz parte da prevenção, ao lado de uma dieta saudável com limite a açúcares livres.

CONTROLE DO COLESTEROL

Mudanças na alimentação podem ajudar a reduzir o colesterol alto. O primeiro passo é substituir gorduras saturadas, que elevam o colesterol "ruim" (LDL), por gorduras monoinsaturadas e poli-insaturadas. Essas gorduras ajudam a manter o colesterol "bom" (HDL), que na verdade remove o colesterol LDL dos vasos sanguíneos (ver abaixo). Outros aliados na redução do colesterol LDL incluem a beta-glucana, uma fibra presente na aveia e na cevada (ver pp. 20-21), a proteína de soja, nozes e sementes, e produtos fortificados com fitoestanóis e fitoesteróis. Alimentos ricos em antioxidantes (p. ex., frutas e vegetais) também ajudam a reduzir a oxidação do colesterol LDL, causadora de inflamações nas paredes arteriais, que contribuem para o desenvolvimento da aterosclerose, um enrijecimento das artérias.

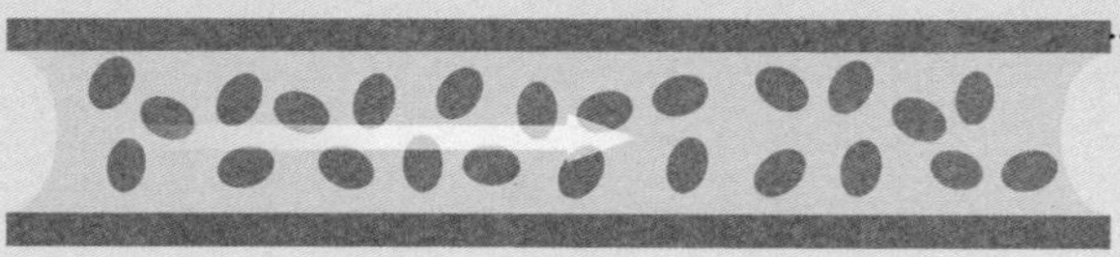

ARTÉRIA SAUDÁVEL

Um vaso sanguíneo sem colesterol acumulado permite que o sangue circule com facilidade pelas artérias.

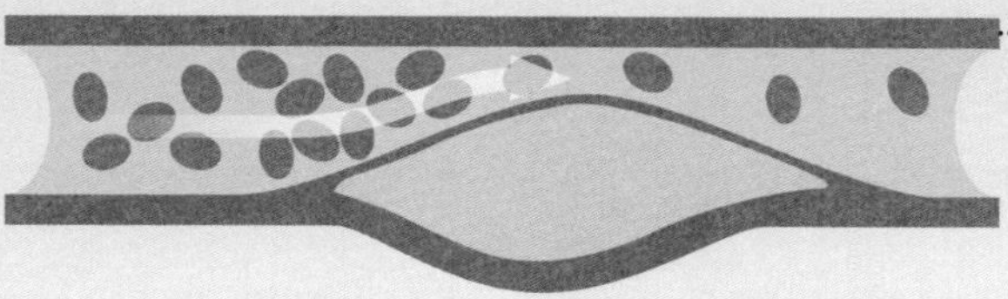

COLESTEROL ACUMULADO

Gorduras saturadas se acumulam e criam placas que estreitam e enrijecem as artérias.

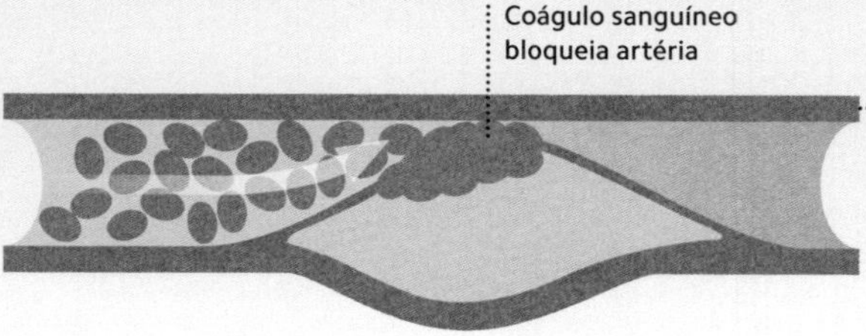

COÁGULOS SANGUÍNEOS

Quando placas de gordura estouram ou se rompem, coágulos sanguíneos podem se formar e bloquear a artéria, causando risco de ataque cardíaco.

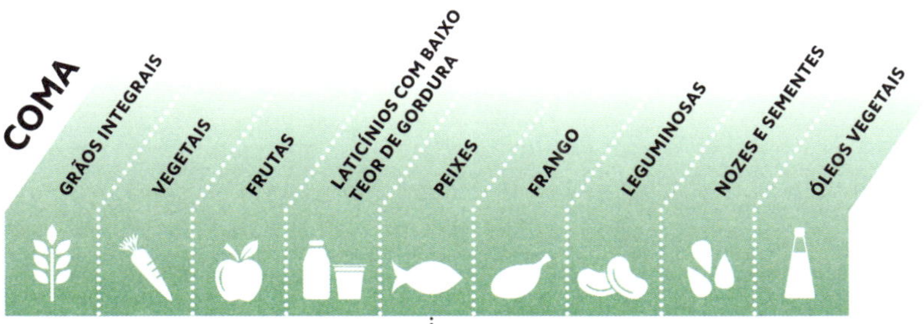

Gorduras ômega-3 ajudam a manter a pressão arterial normal, portanto, coma duas porções de peixe por semana (um gorduroso).

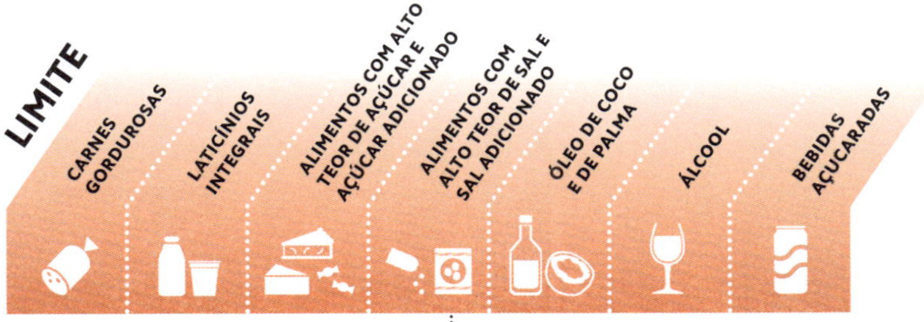
LIMITE
CARNES GORDUROSAS
LATICÍNIOS INTEGRAIS
ALIMENTOS COM ALTO TEOR DE AÇÚCAR E AÇÚCAR ADICIONADO
ALIMENTOS COM ALTO TEOR DE SAL E SAL ADICIONADO
ÓLEO DE COCO E DE PALMA
ÁLCOOL
BEBIDAS AÇUCARADAS

Verifique nos rótulos o teor de sal. Alimentos com mais de 1,5g de sal/100g ou 1,8g de sal por porção são altos em sal.

A dieta DASH
A dieta DASH (em inglês, Dietary Approaches to Stop Hypertension) recomenda consumir alimentos específicos e limitar outros.

REDUZINDO A PRESSÃO SANGUÍNEA

A hipertensão (pressão alta) ocorre quando a pressão nos vasos sanguíneos está alta demais. Chamada de assassina silenciosa, essa condição muitas vezes não apresenta qualquer sintoma, mas aumenta o risco de doenças cardiovasculares. O consumo excessivo de sódio — um componente-chave do sal — é um fator de risco para a hipertensão (ver p. 75). Por isso, a recomendação inicial, em geral, é reduzir a ingestão de sal, evitando acrescentá-lo às refeições e limitando o consumo de alimentos salgados. Outros fatores de risco incluem o excesso de peso (ver p. 134) e o consumo elevado de álcool (ver p. 80).

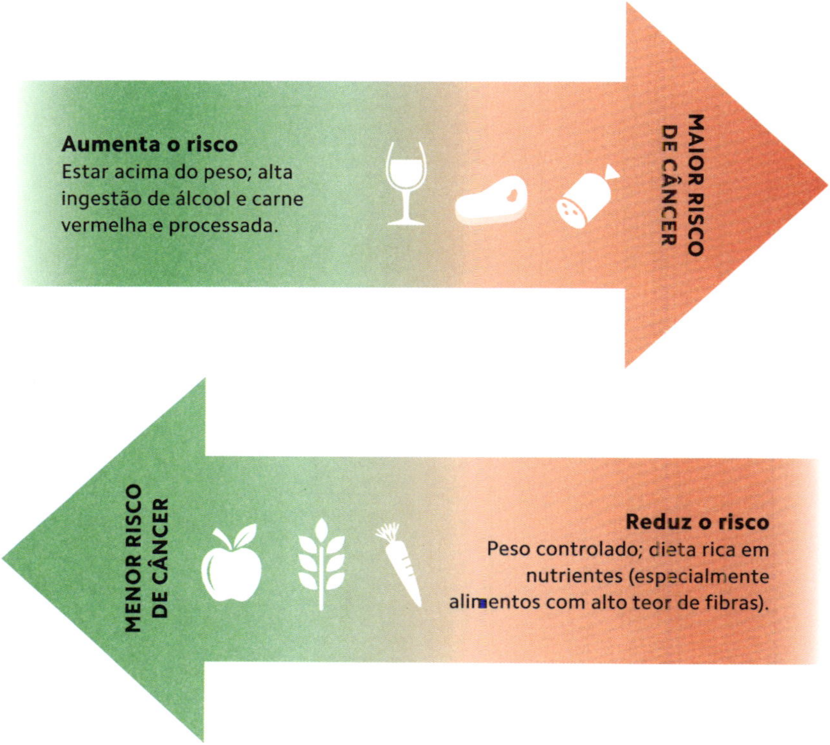

ELIMINANDO O RISCO DE CÂNCER

Nenhuma dieta, alimento ou nutriente isolado é capaz de prevenir ou tratar o câncer, mas se alimentar de forma saudável oferece proteção. Manter o peso sob controle é essencial, já que o excesso de peso é a principal causa de câncer depois do tabagismo, e associado a treze tipos diferentes da doença. Alimentos de origem vegetal, ricos em fibras, antioxidantes e nutrientes em geral oferecem maior proteção, pois contribuem para o controle do peso, por serem baixos em gorduras saturadas, açúcar e sal. Para quem convive com o câncer, não há evidências que comprovem a eficácia de dietas alternativas, que prometem a cura. Muitas vezes, elas restringem alimentos nutritivos e podem fazer mais mal do que bem.

CAUSAS	Vários fatores podem causar má nutrição. Mesmo sendo muitas vezes associada a pessoas abaixo do peso, ela também ocorre naquelas com sobrepeso.	DOENÇAS OU INFECÇÕES MAU HUMOR OU SAÚDE MENTAL PREJUDICADA DEFICIÊNCIA FÍSICA OU MENTAL POUCO APETITE DIFICULDADE PARA MASTIGAR OU ENGOLIR POBREZA MUDANÇA DE OLFATO OU PALADAR

SUBNUTRIÇÃO

A má nutrição acontece quando o corpo não tem a energia e/ou os nutrientes de que precisa para funcionar. Embora seja mais comum em pessoas mais velhas e de baixo peso, ela pode ser resultado, em qualquer idade, de vários fatores físicos e psicológicos. A má nutrição aumenta a vulnerabilidade do organismo a doenças, dificulta a cicatrização de feridas, reduz a fertilidade, provoca deficiências de nutrientes (p. ex., anemia), prejudica o crescimento e causa perda de massa muscular e força. Buscar ajuda profissional para identificar as causas da má nutrição e tratá-la de maneira eficaz é essencial.

CONTROLE	Diagnóstico e tratamento são os primeiros passos, acompanhados por ajuda social, se necessária, e uma dieta apropriada rica em nutrientes.	ORIENTAÇÃO MÉDICA APOIO PSICOLÓGICO ORIENTAÇÃO DE SERVIÇOS SOCIAIS (SE NECESSÁRIO) DIETA BALANCEADA, RICA EM NUTRIENTES ALIMENTOS RICOS EM ENERGIA REFEIÇÕES PEQUENAS, FREQUENTES

ESTÍMULO PARA O CÉREBRO

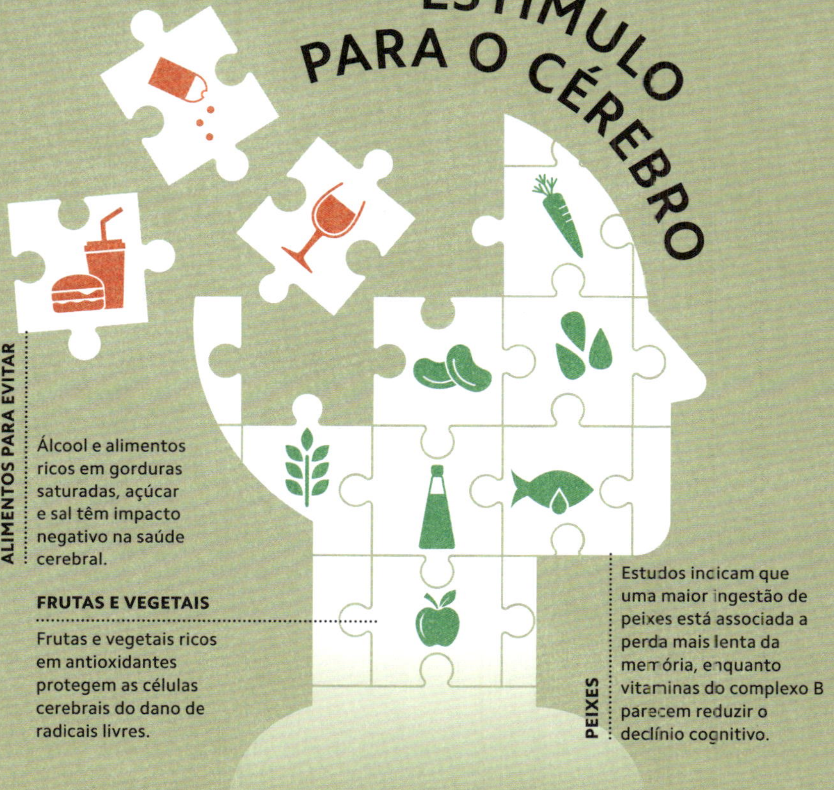
ALIMENTOS PARA EVITAR
Álcool e alimentos ricos em gorduras saturadas, açúcar e sal têm impacto negativo na saúde cerebral.
FRUTAS E VEGETAIS
Frutas e vegetais ricos em antioxidantes protegem as células cerebrais do dano de radicais livres.
PEIXES
Estudos indicam que uma maior ingestão de peixes está associada a perda mais lenta da memória, enquanto vitaminas do complexo B parecem reduzir o declínio cognitivo.

Demência é o termo usado para descrever um conjunto de sintomas causados por doenças que afetam o cérebro, como o Alzheimer e a demência vascular. Ela tem uma forte ligação com doenças cardiovasculares, já que em ambos os casos há fatores de risco semelhantes, como colesterol alto e hipertensão. Para ajudar a reduzir o risco de demência, a dieta MIND (Mediterranean-DASH Intervention for Neurodegenerative Delay, ou Intervenção DASH Mediterrânea para Atraso Neurodegenerativo) combina a dieta mediterrânea saudável para o coração (ver pp. 122-123) com a dieta DASH (ver p. 130), que reduz a pressão arterial. Este plano alimentar é baixo em gorduras saturadas, açúcar e sal, e rico em frutos do mar e alimentos de origem vegetal.

ALIMENTO PARA A MENTE

Escolhas alimentares influenciam não apenas a saúde física, mas também a saúde mental. Uma dieta nutritiva pode ajudar a aliviar sintomas associados a problemas comuns de saúde mental, como estresse, ansiedade e depressão. Comer com regularidade e incluir carboidratos ricos em amido e fibras (ver p. 66) regula os níveis de glicose no sangue, evitando oscilações que podem levar a sintomas como falta de energia ou irritabilidade. Alguns alimentos ricos em proteína contêm triptofano, um aminoácido essencial na produção de serotonina, que estimula sensações de felicidade. Estudos mostram que dietas ricas em peixes, feijões, grãos integrais, frutas e vegetais — como a dieta mediterrânea (ver pp. 122-123) — ajudam a proteger contra a depressão.

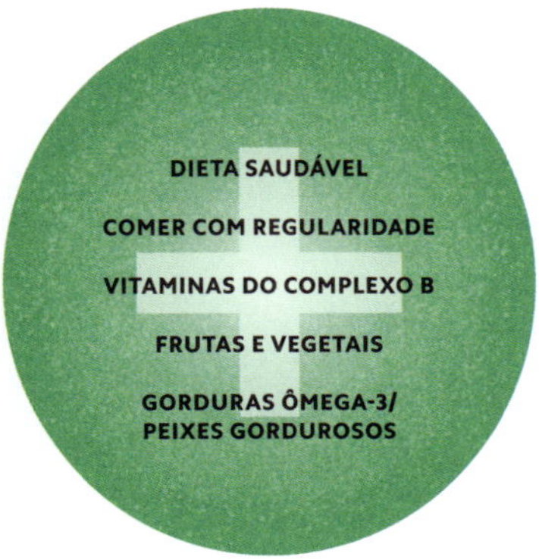
DIETA SAUDÁVEL
COMER COM REGULARIDADE
VITAMINAS DO COMPLEXO B
FRUTAS E VEGETAIS
GORDURAS ÔMEGA-3/
PEIXES GORDUROSOS

Escolhas positivas
Escolhas alimentares saudáveis (ver pp. 62-63) podem promover a saúde mental, já que estimulam uma sensação de bem-estar.

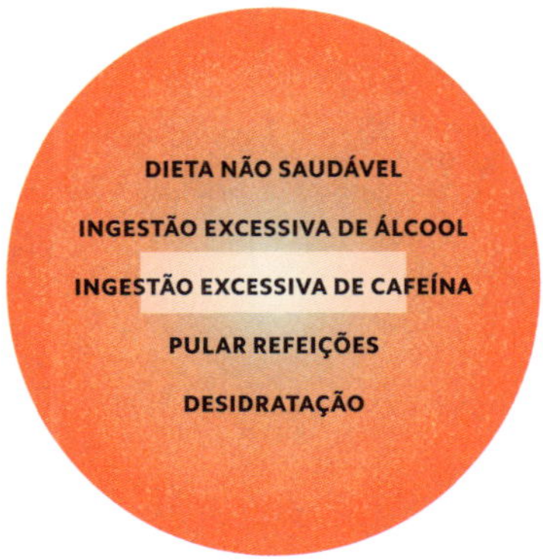
DIETA NÃO SAUDÁVEL
INGESTÃO EXCESSIVA DE ÁLCOOL
INGESTÃO EXCESSIVA DE CAFEÍNA
PULAR REFEIÇÕES
DESIDRATAÇÃO

Escolhas negativas
A cafeína pode aumentar a ansiedade. O mau humor pode ser causado pelo excesso de álcool (ver p. 80), por pular refeições (ver p. 115) ou por desidratação.

HÁBITOS TRANSTORNADOS

Transtornos alimentares são doenças mentais sérias e complexas, que podem afetar qualquer pessoa, independentemente de gênero, idade ou etnia. Comportamentos alimentares alterados — que incluem a restrição a alimentos, comer muitas quantidades de uma só vez e usar métodos não saudáveis para eliminar o que foi consumido (p. ex., através do vômito) — podem surgir ao lidar com emoções complicadas. Há diferentes tipos de transtornos alimentares, entre eles anorexia nervosa, bulimia nervosa e transtorno da compulsão alimentar periódica. Se um transtorno alimentar não se encaixa nesses diagnósticos, pode ser classificado como "outro transtorno alimentar específico". Transtornos alimentares afetam tanto a saúde mental quanto a física, mas a recuperação completa é possível com apoio profissional.

PROTEÇÃO PARA OS DENTES

A queda dentária e as doenças gengivais são problemas comuns mas evitáveis, com bons hábitos de higiene dental e uma dieta que limite o consumo de açúcares e alimentos e bebidas ácidas (ver abaixo). As bactérias das placas dentais se alimentam de resíduos alimentares dos carboidratos, produzindo ácidos que prejudicam o esmalte do dente. Embora todos os alimentos ricos em carboidratos possam causar dano, açúcares têm o maior potencial. Alimentos ácidos, sucos de frutas e bebidas gaseificadas também dissolvem o esmalte dos dentes (erosão dentária). Quando os dentes são expostos a ácidos com frequência, pode-se formar uma cárie, levando à perda do dente.

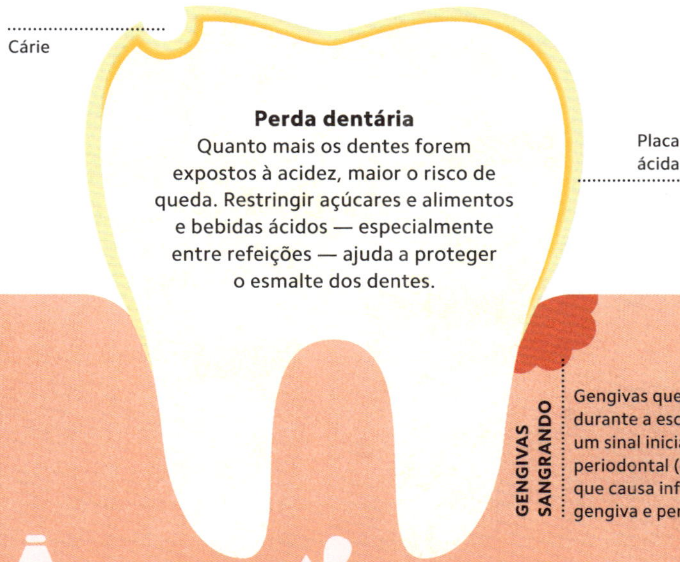

Perda dentária
Quanto mais os dentes forem expostos à acidez, maior o risco de queda. Restringir açúcares e alimentos e bebidas ácidos — especialmente entre refeições — ajuda a proteger o esmalte dos dentes.

GENGIVAS SANGRANDO
Gengivas que sangram durante a escovação são um sinal inicial de doença periodontal (gengival), que causa inflamação na gengiva e perda dentária.

Consuma laticínios
Laticínios fornecem cálcio e fósforo, que ajudam a remineralizar os dentes após o consumo de alimentos ácidos.

Alimentos crocantes
Alimentos crocantes e não doces (p. ex., nozes e vegetais crus) estimulam a produção de saliva, que ajuda a neutralizar ácidos na boca.

Goma de mascar
Mastigar chiclete sem açúcar com xilitol por vinte minutos após as refeições estimula a saliva e incentiva a remineralização (ver pp. 38-39).

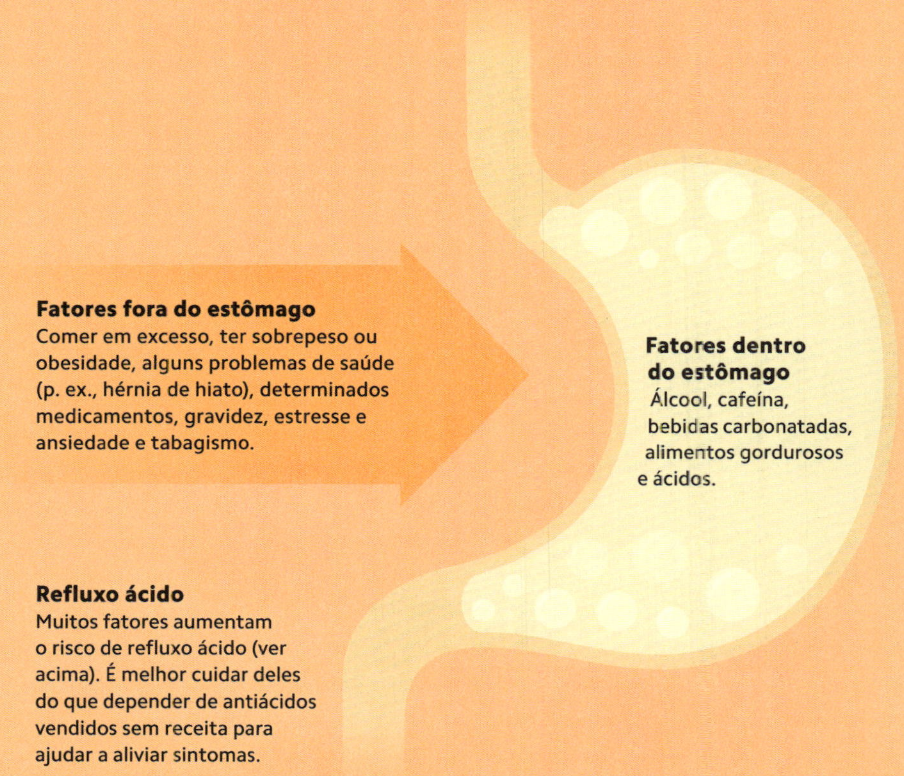

ACALMAR O ESTÔMAGO

A indigestão (ou dispepsia) pode causar sintomas que incluem azia, náuseas, flatulência e arrotos. Ela é causada por refluxo ácido, em que ácidos estomacais sobem pelo esôfago em direção à garganta, causando um gosto amargo e desagradável na boca. Se o refluxo ácido acontece com frequência, a condição é chamada de doença do refluxo gastroesofágico, que pode causar outros sintomas, como tosse, soluços recorrentes, rouquidão e mau hálito.

AUXÍLIO PARA A DIGESTÃO

A constipação pode afetar qualquer pessoa, inclusive bebês e crianças, mas ocorre com mais frequência em mulheres, idosos e na gravidez. Os sintomas incluem fezes endurecidas, movimentos intestinais infrequentes, dor de estômago, inchaço, flatulência, falta de apetite e náuseas. Uma das principais causas da constipação é uma dieta pobre em fibras e líquidos. No entanto, sedentarismo, estresse, ignorar a vontade de evacuar e certos medicamentos (p. ex., suplementos de ferro) e problemas de saúde, como SII (ver p. 147), aumentam o risco. Se não tratada, a constipação pode se tornar crônica e causar hemorroidas. Aumentar a ingestão de líquidos e consumir mais alimentos ricos em fibras (ver pp. 20-21) ajudará na produção de fezes mais macias e volumosas, mais fáceis de serem evacuadas. As fibras devem ser ingeridas aos poucos, para evitar inchaço e cólicas.

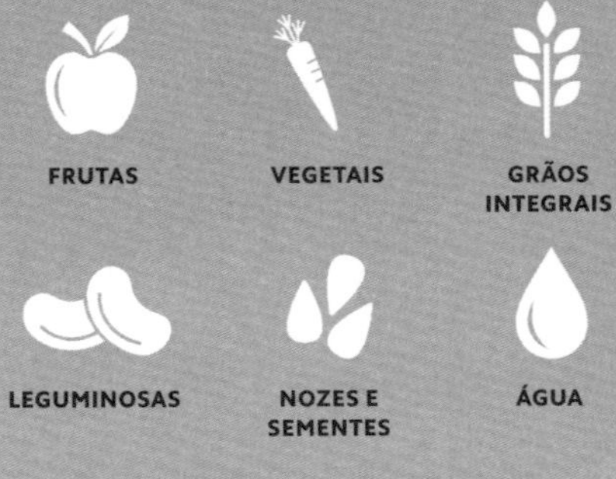

Primeiros passos do tratamento
Para muita gente que tem constipação, o problema está na dieta. Hidratar-se (ver p. 43) e consumir alimentos ricos em fibra ajuda a diminuir os sintomas.

CONTÉM GLÚTEN

A doença celíaca não é uma alergia, mas uma doença autoimune em que o sistema imunológico do corpo reage de modo anormal ao glúten (ver abaixo). Os sintomas podem variar em gravidade, mas muitas vezes incluem dor de estômago e problemas digestivos, cansaço, úlceras bucais, perda de peso, anemia e erupções cutâneas (dermatite herpetiforme). Não há cura ou medicamentos, mas uma dieta livre de glúten por toda a vida — ou seja, sem alimentos como massas, cuscuz, muitos cereais matinais, pães, bolos, biscoitos, pizza e doces feitos de trigo, cevada ou centeio — pode controlar o problema, prevenindo sintomas e permitindo a cura intestinal.

DOENÇA CELÍACA

O glúten danifica as vilosidades — projeções minúsculas que revestem o intestino delgado. Isso impede a absorção de nutrientes.

GLÚTEN

Evitar todos os alimentos que contêm glúten permite que as vilosidades danificadas se regenerem e funcionem normalmente.

VILOSIDADES SAUDÁVEIS

Os nutrientes dos alimentos podem ser absorvidos com facilidade.

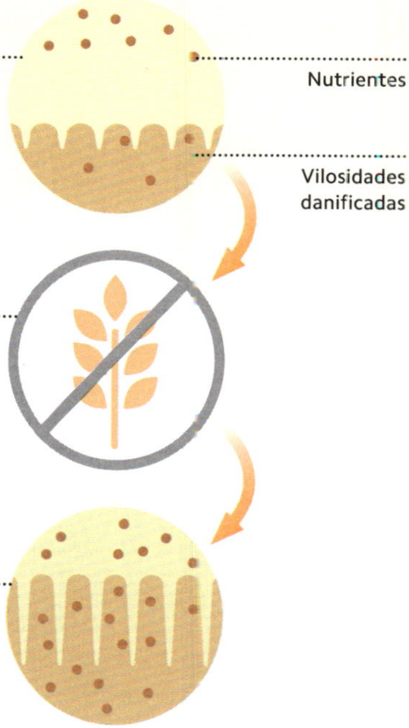

INTESTINO NERVOSO

A síndrome do intestino irritável (SII) designa um conjunto de sintomas digestivos que podem incluir dor de estômago, cólicas, inchaço, diarreia e constipação. A causa da SII é desconhecida, mas acredita-se que esteja associada a estresse, hipersensibilidade dos nervos intestinais e a passagem lenta demais ou rápida demais dos alimentos pelo sistema digestório. Embora não haja cura, estratégias alimentares (veja à direita) podem ajudar. No entanto, se os sintomas persistirem, é importante um diagnóstico médico para revelar outros problemas, como doença celíaca (ver página ao lado) e doença intestinal inflamatória. O acompanhamento profissional também pode orientar outras formas de tratamento.

ALIMENTE-SE DE MANEIRA SAUDÁVEL

Não pule refeições; coma em horários regulares e devagar; limite bebidas gaseificadas, alcoólicas e cafeinadas; reduza alimentos gordurosos e apimentados; restrinja a ingestão de frutas a três porções diárias; considere o uso de suplemento probiótico por, pelo menos, quatro semanas.

↓

ACOMPANHE OS SINTOMAS

Mantenha um diário alimentar, de humor e sintomas para identificar relações entre sintomas e alimentos, eventos ou emoções. Alguns alimentos, como feijões e cebola, produzem gases, enquanto o excesso de fibras pode agravar diarreias.

↓

MODIFIQUE A DIETA

Se o diário alimentar, de humor e sintomas vincular um alimento a sintomas, elimine-o. Em caso de melhora, reintroduza o alimento e observe se os sintomas reaparecem. Busque orientações de um nutricionista se muitos alimentos parecerem problemáticos.

↓

SE OS SINTOMAS PERSISTIREM

Um profissional de saúde pode recomendar uma dieta baixa em FODMAPs, que reduz a ingestão de carboidratos encontrados nas frutas, vegetais, leite e leguminosas que não são facilmente quebrados no intestino.

REAÇÕES ALÉRGICAS

Alergias alimentares são reações anormais do sistema imunológico a determinados alimentos. Em uma alergia alimentar imediata, o corpo identifica erroneamente uma proteína (nozes, por exemplo) como nociva, e se apressa a se proteger produzindo anticorpos imunoglobulinas E (IgE). Isso libera produtos químicos (como a histamina) que ativam sintomas que variam de leves a fatais (anafilaxia). Uma alergia alimentar tardia envolve o sistema imunológico, mas não é mediada pela IgE, portanto, as reações variam, e os sintomas podem ocorrer dias depois.

Incidência
Cerca de 5% a 8% das crianças pequenas e 1% a 2% dos adultos são afetados por alergias alimentares.

Causa
Alergias alimentares são causadas por uma reação do sistema imunológico a uma proteína contida em um alimento. Isso produz anticorpos.

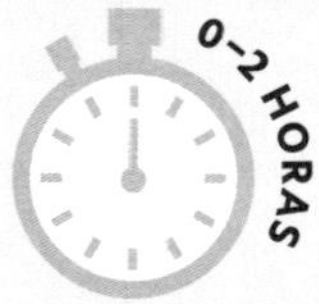

Reações orgânicas
Reações imediatas ocorrem em questão de minutos ou dentro de duas horas; reações tardias podem levar dias.

Sintomas
Sintomas de alergia incluem vômito, coceira, inchaço nos lábios e nos olhos e anafilaxia.

Diagnóstico
O diagnóstico é feito por um profissional de saúde com base em exames de sangue e de pele.

ALERGIAS COMUNS

LEITE | OVOS | AMENDOIM | NOZES | TRIGO | MARISCOS

REAÇÕES NÃO ALÉRGICAS

Incidência
Estudos indicam que entre 15% e 20% da população mundial sofra de alguma intolerância alimentar.

Causa
Intolerâncias alimentares ocorrem quando o corpo é sensível a um ingrediente ou não consegue processá-lo.

Reações orgânicas
As reações ativadas por uma intolerância alimentar podem aparecer rapidamente, mas muitas vezes podem demorar a se manifestar.

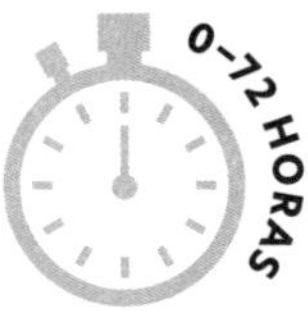

Sintomas
Os efeitos de uma intolerância alimentar incluem erupções cutâneas, eczema, dor de estômago e distúrbios digestivos.

Diagnóstico
Para diagnosticar uma intolerância, um nutricionista registrado pode indicar uma dieta de eliminação e reintrodução de alimentos.

Intolerâncias alimentares não envolvem o sistema imunológico. Elas ocorrem quando o corpo é sensível a um ingrediente, como os salicilatos, presentes em algumas frutas, vegetais e nozes, ou a histamina, encontrada por exemplo no salame, ou quando o corpo não consegue digerir com eficácia algumas substâncias, como a lactose do leite. Intolerâncias alimentares podem causar diversas reações imediatas ou tardias que variam em gravidade. Como o sistema imunológico não está envolvido, é mais difícil diagnosticá-las. Às vezes, pequenas quantidades de alimentos também podem ser toleradas sem efeitos colaterais.

INTOLERÂNCIAS COMUNS

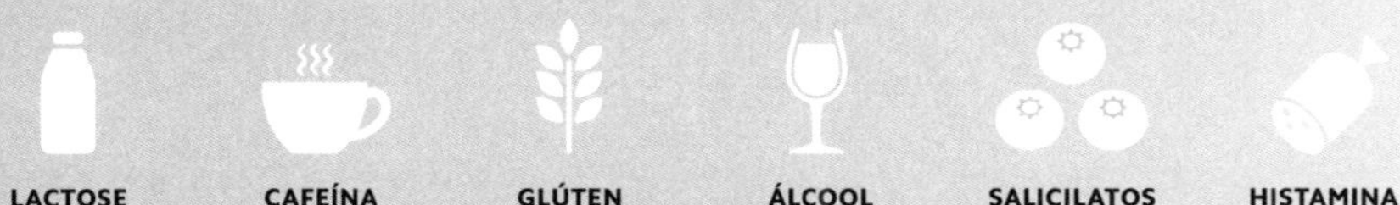

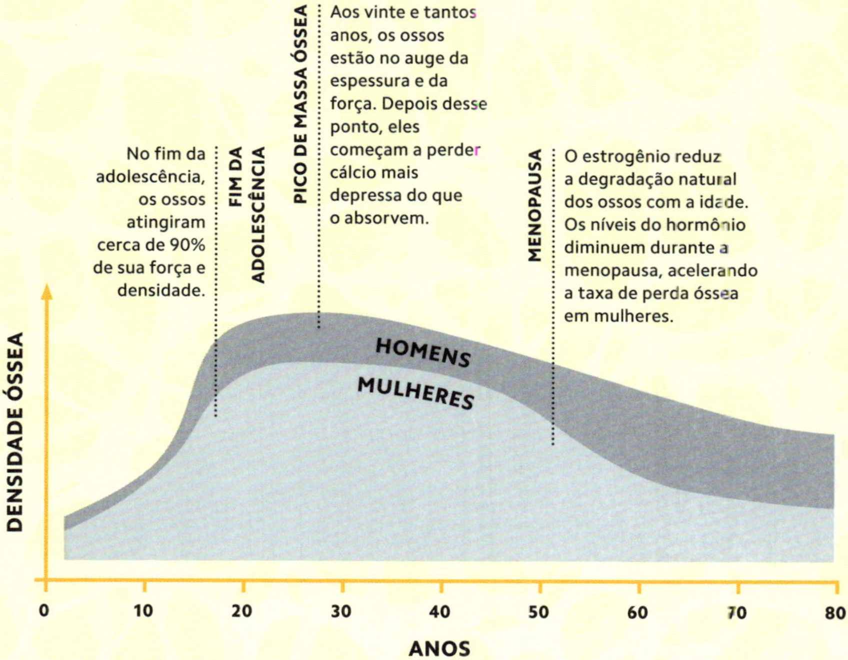

MEDIDAS PREVENTIVAS

A osteoporose é uma condição que enfraquece os ossos a ponto de torná-los mais propensos a fraturas. Mundialmente, uma em cada três mulheres e um em cada cinco homens com mais de 50 anos sofrerão fraturas devido à osteoporose. A prevenção começa na infância. Uma dieta boa para os ossos (ver p. 108), especialmente na adolescência, gera um pico maior de massa óssea, portanto, os ossos permanecem mais fortes. Restringir o consumo de cafeína e álcool, manter um peso saudável e não fumar também oferecem proteção. Adultos mais velhos (ver acima) com risco elevado ou já diagnosticados com osteoporose podem receber uma prescrição de suplementos de cálcio e vitamina D, e devem evitar ingestões altas de retinol (vitamina A), que pode fragilizar os ossos.

ACALMANDO A DOR ARTICULAR

Existem muitos tipos de artrite. As mais comuns são a osteoartrite e a artrite reumatoide (ver abaixo), mas todas causam inflamações dolorosas nas articulações. Embora não haja cura, existem tratamentos que podem limitar seu avanço. Manter um peso saudável ajuda a reduzir a pressão nas articulações, e uma dieta mediterrânea (ver p. 122-123), rica em nutrientes anti-inflamatórios, contribui para o alívio dos sintomas. Estudos indicam a existência de um vínculo entre o microbioma intestinal e a artrite reumatoide, o que reforça a importância do consumo de alimentos prebióticos e probióticos (ver p. 106).

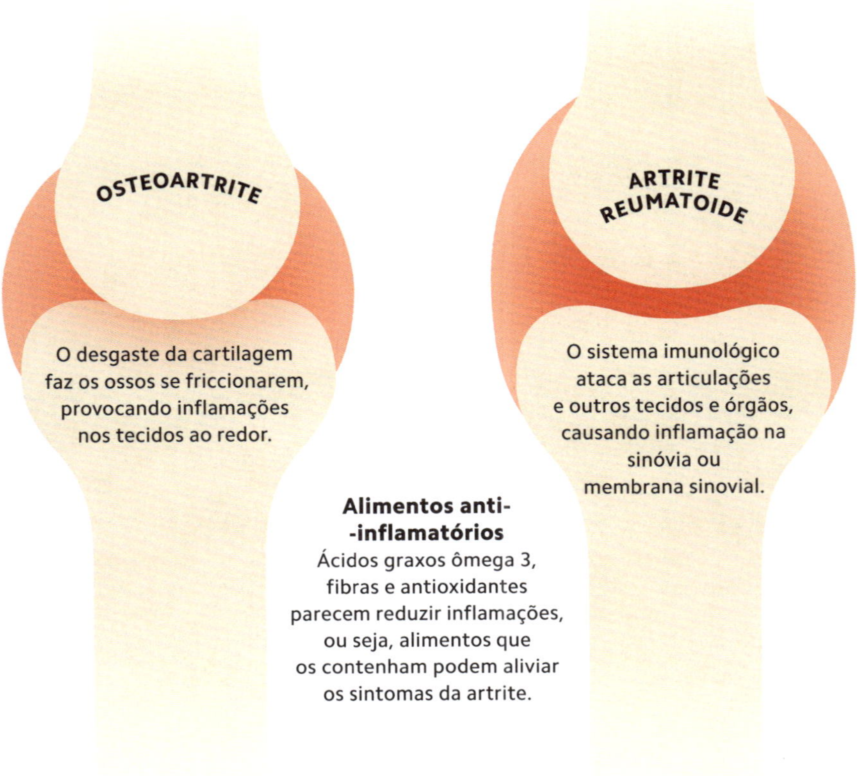

A FUNÇÃO DO SANGUE

Há muitos tipos de anemia, mas o mais comum é a anemia por deficiência de ferro, que afeta cerca de 500 milhões de pessoas no mundo. Ela é causada por baixos níveis de ferro, o que prejudica a produção de hemácias. Isso significa que há menos capacidade do sangue de transportar oxigênio pelo corpo. Sintomas de anemia por deficiência de ferro incluem palidez, fadiga extrema, palpitações cardíacas e respiração curta. A primeira linha de tratamento é aumentar o consumo de ferro por meio da alimentação (ver p. 34), mas um médico também pode recomendar o uso de suplementos. A falta de vitaminas B9 e B12 (ver pp. 24-25) também pode resultar em um tipo de anemia em que as células sanguíneas são anormalmente grandes e não funcionam de forma adequada.

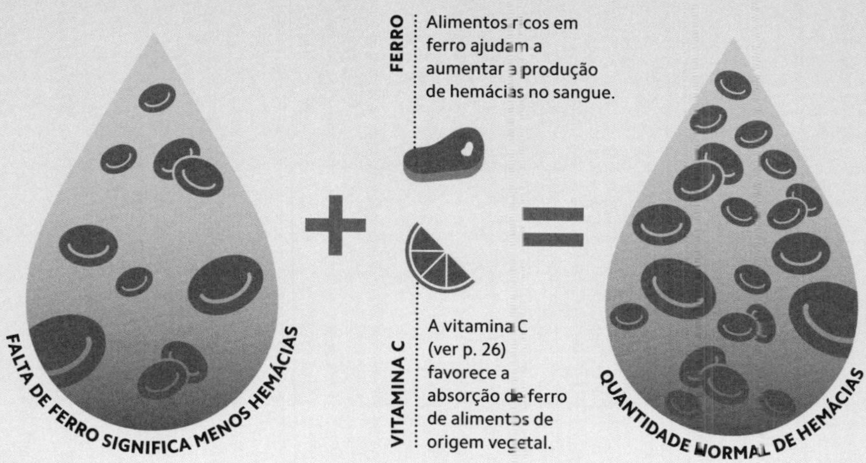

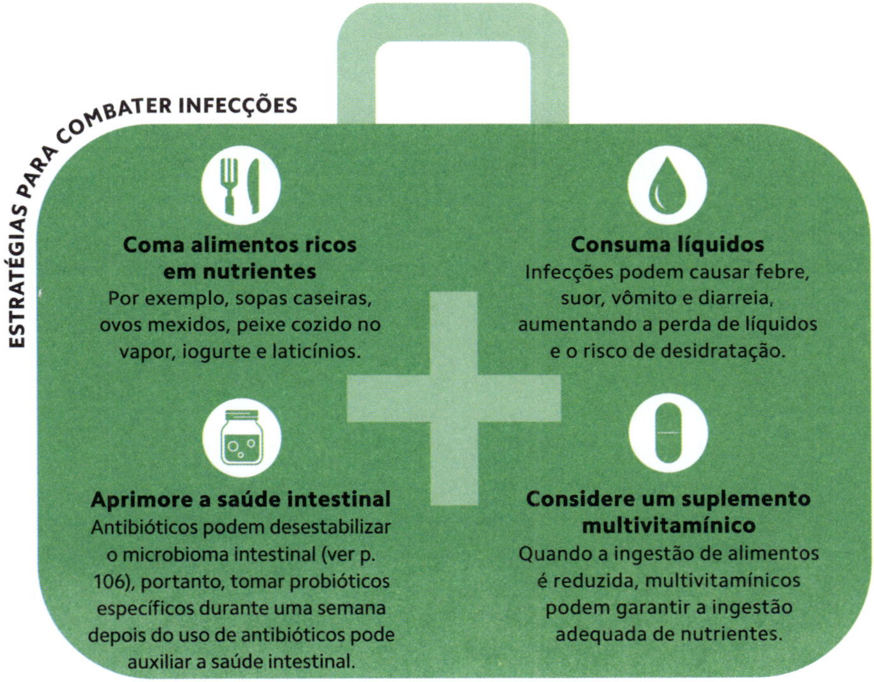
ESTRATÉGIAS PARA COMBATER INFECÇÕES
Coma alimentos ricos em nutrientes
Por exemplo, sopas caseiras, ovos mexidos, peixe cozido no vapor, iogurte e laticínios.
Consuma líquidos
Infecções podem causar febre, suor, vômito e diarreia, aumentando a perda de líquidos e o risco de desidratação.
Aprimore a saúde intestinal
Antibióticos podem desestabilizar o microbioma intestinal (ver p. 106), portanto, tomar probióticos específicos durante uma semana depois do uso de antibióticos pode auxiliar a saúde intestinal.
Considere um suplemento multivitamínico
Quando a ingestão de alimentos é reduzida, multivitamínicos podem garantir a ingestão adequada de nutrientes.

COMBATE A INFECÇÕES

Muitos nutrientes auxiliam a imunidade (ver p. 107), mas, sozinho, nenhum alimento ou nutriente é capaz de interromper ou curar infecções como resfriados, COVID-19, pneumonia, gastroenterite, infecções urinárias ou feridas infeccionadas. No entanto, durante uma infecção, o corpo precisa de mais energia e nutrientes para se recuperar, e por isso, são recomendados alimentos nutritivos (ver p. 61) para auxiliar no processo de cura. Por outro lado, a má nutrição (ver p. 139) torna lenta a recuperação. Pode ser desafiador comer quando se está mal, então convém consumir pequenas quantidades de alimentos ricos em nutrientes com mais frequência, bem como beber bastante líquido. Sais de reidratação, probióticos, suplementos vitamínicos e minerais também podem auxiliar a recuperação.

COMIDA PARA HARMONIA HORMONAL

A tensão pré-menstrual (TPM) afeta muitas mulheres na segunda metade do ciclo menstrual, e acredita-se que seja desencadeada por alterações hormonais. Sintomas incluem oscilações de humor, irritabilidade, cansaço, sensibilidade mamária, dores de cabeça e problemas de pele, como acne. Sintomas mais graves são conhecidos como transtorno disfórico pré-menstrual (TDPM). A TPM pode afetar hábitos alimentares — é comum que as mulheres tenham desejos e recorram a lanches açucarados para estimular a energia ou a comidas reconfortantes. Fazer refeições regulares que incluam os nutrientes abaixo pode ajudar a suavizar os sintomas.

Fibras
Alimentos ricos em fibras (ver pp. 20-21) ajudam a aplacar sintomas da TPM mantendo estáveis os níveis de glicose no sangue.

Gorduras ômega-3
Estudos indicam que elas podem ajudar a reduzir a intensidade dos sintomas da TPM. Peixes gordurosos são a melhor fonte.

Cálcio e vitamina D
Pesquisas revelam que baixos níveis desses nutrientes no sangue podem causar ou exacerbar sintomas da TPM.

Vitaminas do complexo B
A vitamina B6 (ver p. 24) ajuda a regular a atividade hormonal.

LEITE

O leite é rico em triptofano e cálcio. Baixos níveis desses nutrientes são associados a distúrbios de sono.

CHÁ DE ERVAS

Alguns chás de ervas podem ajudar a induzir o sono, como a camomila, que é um sedativo natural.

CAFEÍNA

Evite chá e café cafeinados, chá verde, bebidas à base de cola ou energéticos por, pelo menos, quatro horas antes de ir para a cama.

ÁLCOOL

O álcool prejudica a qualidade do sono, já que o organismo trabalha para processá-lo.

COMIDA PARA DORMIR

Durante o sono, o corpo realiza processos restaurativos essenciais. Por isso, a privação regular de sono pode aumentar o risco de problemas de saúde, como doenças cardíacas, hipertensão, diabetes tipo 2, imunidade enfraquecida e depressão. Alguns alimentos, no entanto, podem auxiliar o sono (ver acima). Alimentos à base de proteínas são especialmente importantes, pois fornecem triptofano, um aminoácido que atua na produção de serotonina, que por sua vez é convertida no hormônio melatonina, que regula o sono. Estimulantes, como a cafeína, devem ser evitados antes de dormir, bem como refeições fartas (ou alimentos ricos em gordura/apimentados), que podem levar a indigestão.

ÍNDICE

Números de página em **negrito** remetem a tópicos principais.

A

B

C

D

E

F

G

H

I

J

L

AGRADECIMENTOS

A DK gostaria de agradecer às seguintes pessoas pela contribuição neste livro: Vanessa Hamilton e Mark Lloyd, pelas ilustrações; Ginger Hultin, pela consultoria; Kristina Routh, pela checagem de fatos; Bonnie Macleod, pela assistência editorial; Debra Wolter, pela revisão de provas; Helen Peters, pelo índice; Suhita Dharamjit, designer sênior de capa; Harish Aggarwal, designer sênior de DTP; e Priyanka Sharma, coordenadora editorial sênior de capas.

150 Shutterstock.com: identificação com foto iStock (segundo plano)